Ulrike Borst

Leben mit einem depressiven Partner

Ein Ratgeber für Angehörige

Patmos Verlag

Wichtiger Hinweis:
Die in diesem Buch enthaltenen Informationen, Hinweise und Übungen wurden nach bestem Wissen der Autorin erstellt und sorgfältig geprüft. Sie ersetzen jedoch nicht den persönlich eingeholten (psycho-)therapeutischen oder medizinischen Rat. Verlag und Autorin können für Irrtümer oder etwaige Schäden, die aus der Anwendung der dargestellten Informationen, Hinweise oder Übungen resultieren, keine Haftung übernehmen. Deren Nutzung bzw. Durchführung erfolgt auf eigene Verantwortung der Leserinnen und Leser.

MIX
Papier | Fördert gute Waldnutzung
FSC
www.fsc.org
FSC® C083411

Die Verlagsgruppe Patmos ist sich ihrer Verantwortung gegenüber unserer Umwelt bewusst. Wir folgen dem Prinzip der Nachhaltigkeit und streben den Einklang von wirtschaftlicher Entwicklung, sozialer Sicherheit und Erhaltung unserer natürlichen Lebensgrundlagen an. Näheres zur Nachhaltigkeitsstrategie der Verlagsgruppe Patmos auf unserer Website www.verlagsgruppe-patmos.de/nachhaltig-gut-leben.
Übereinstimmend mit der EU-Verordnung zur allgemeinen Produktsicherheit (GPSR) stellen wir sicher, dass unsere Produkte die Sicherheitsstandards erfüllen.
Näheres dazu auf unserer Website www.verlagsgruppe-patmos.de/produktsicherheit.
Bei Fragen zur Produktsicherheit wenden Sie sich bitte an produktsicherheit@verlagsgruppe-patmos.de

Bibliografische Information der Deutschen Nationalbibliothek
Die Deutsche Nationalbibliothek verzeichnet diese Publikation in der Deutschen Nationalbibliografie; detaillierte bibliografische Daten sind im Internet über http://dnb.d-nb.de abrufbar.

3. Auflage 2025

Verlagsgruppe Patmos in der Schwabenverlag AG, Senefelderstr. 12, 73760 Ostfildern
www.patmos.de
Aktualisierte Neuausgabe des 2011 im Patmos Verlag, Ostfildern, erschienenen Titels
Wenn die Liebe überschattet wird. Leben mit einem depressiven Partner.

Umschlaggestaltung: Finken & Bumiller, Stuttgart
Umschlagmotiv: © Olga Pink / Shutterstock.com
Druck: CPI books GmbH, Leck
Hergestellt in Deutschland
ISBN 978-3-8436-1143-5

Leben mit einem depressiven Partner

Inhalt

Vorwort

In meiner Arbeit in den Psychiatrischen Diensten Thurgau in der Schweiz sind mir viele Menschen begegnet, die von Depressionen entweder selbst oder aber als Partnerin/Partner betroffen waren. Mit etlichen von ihnen war ich über eine gewisse Zeit in therapeutischer Beziehung verbunden. Später, in freier Praxis als Einzel-, Paar- und Familientherapeutin, begegneten mir ebenfalls viele Paare, die von der Depression eines der Partner betroffen waren, nur war die Depression meist nicht so schwer wie bei den Klinikpatientinnen und -patienten. Weil ich immer schon davon überzeugt war, wie wichtig Gesundheitsförderung und Prävention auch im Bereich psychischer Gesundheit sind, übernahm ich im Auftrag der Kantonsregierung die Aufgabe, im Thurgau ein »Bündnis gegen Depression« einzurichten. Vor allem hier bekam ich es mit der stillen, noch nicht aktenkundig gewordenen Seite der Depression zu tun.

Diese stille, verborgene Seite der Depression schafft besonders viel Leiden. Wenn es gelänge, die Depression aus der Tabuzone herauszuholen, wäre schon viel geholfen: Niemand würde sich dafür schämen, für eine Weile weniger leistungsfähig zu sein; die Partner und Partnerinnen würden seltener denken, sie hätten versagt, zu Hause eine bessere Stimmung zu schaffen, oder sie hätten »es nicht geschafft«, ihre Partnerin / ihren Partner aufzumuntern. Kinder würden schneller und bedürfnisgerechter unterstützt, wenn die Mutter oder der Vater depressiv ist. Zu all dem möchte ich mit meinem Buch beitragen.

Es geht mir zunächst darum, zwischen den alltäglichen Stimmungsschwankungen und kleinen Partnerschaftskonflikten auf der einen Seite und den behandlungsbedürftigen Depressionen und fatalen Beziehungskrisen auf der anderen unterscheiden zu helfen – und die Zwischentöne zu verdeutlichen. Und ich möchte die nach Schweregrad der Depression abgestuften Formen von Beratung und Hilfe vorstellen, um so die Schwelle fürs Hilfeholen zu senken. Es geht dann vor allem darum, Angehörigen zu zeigen, wie sie es schaffen können, selbst gesund zu bleiben, die Partnerin oder den Partner optimal zu unterstützen, die Kinder zu schützen und die Familie zusammenzuhalten.

Ein wichtiges Anliegen dieses Buches ist, die enge Verknüpfung zwischen Depression und Partnerschaft(-skrisen) aufzuzeigen und dabei die Hoffnung zu stärken, dass aus solchen Krisen ein Ausweg gefunden werden kann. Gerade hier können die Bücherregale einen weiteren Ratgeber gut vertragen: einen, der nicht vereinfacht, was nicht so einfach ist.

In diesem Sinne können auch Fachleute dieses Buch mit Gewinn lesen: Fachleute, die ihre Gewissheiten gerne ab und zu infrage stellen; die nicht immer schon zu Anfang wissen, was gut für ihre Klientinnen und Klienten ist; die sich von Fallgeschichten dazu anregen lassen wollen, in der Depressionsbehandlung die Paarbeziehung stärker zu berücksichtigen; die die aktuellen Leitlinien zur Depressionsbehandlung ernst nehmen und die Angehörigen in die Therapie einbeziehen wollen.

Die wichtigsten Adressaten dieses Buches aber sind Sie, die Angehörigen depressiver Menschen. Auch Ihnen mute und traue ich zu, dass Sie sich mit dem Zusammenhang von Depression und Partnerschaftskrise auseinandersetzen; dass Sie sich anregen lassen darüber nachzudenken, was hier Huhn und was Ei ist; dass Sie Ihre Rollen in Partnerschaft und Depression verstehen lernen wollen; dass Sie sich darüber Gedanken machen, wie Sie gemeinsam Krisen überstehen können.

Last but not least richtet sich dieses Buch auch an die Betroffenen – eben weil Depression und Partnerschaft oft eng zusammenhängen und weil auch die Betroffenen mithelfen müssen, die Partnerschaft zu stärken.

Nun wünsche ich den Leserinnen und Lesern dieses Buchs, dass sie nützliche Informationen und Anregungen darin finden. Möge es für Betroffene und ihre Angehörigen eine Hilfe sein, Wege aus der Depression zu finden.

Ich freue mich über das erneute Engagement des Patmos Verlags für das wichtige Thema »Depression in der Partnerschaft«. Möge auch diese aktualisierte Neuausgabe Rat und Hilfe bereithalten.

Zürich und Konstanz, im Dezember 2018
Ulrike Borst

Wie dieses Buch helfen kann

Keine psychische Störung ist so häufig und hat so viele Gesichter wie die Depression. Man kann daher eigentlich kaum von »der« Depression sprechen. Und kaum eine psychische Störung betrifft so viele andere Menschen mit, allen voran die Familienangehörigen. Denn es ist nicht nur die Sorge, die sie belastet. Die Angehörigen müssen zeitweise stellvertretend all die Energie, die depressiven Menschen fehlt, aufbringen – um den Alltag weiter zu bewältigen und die nötige Hilfe zu organisieren. Die Partnerin, der Partner eines schwer oder lang anhaltend depressiven Menschen ist daher selbst in Gefahr, unter dieser psychischen Belastung zusammenzubrechen.

Wie schaffen Sie es, gesund zu bleiben, Ihre an Depressionen leidende Partnerin oder Ihren Partner bei der Gesundung optimal zu unterstützen und die Familie zusammenzuhalten? Es kann Ihnen helfen,

- zu wissen, woran Sie eine Depression erkennen; woran der Arzt sie erkennt; womit depressive Störungen leicht verwechselt werden, und umgekehrt, welche psychischen Phänomene leicht mit einer Depression verwechselt werden;
- zu erfahren, wie die Wahrnehmung und das Denken der betroffenen Menschen verändert sind; zu verstehen, warum aus dem depressiven Denken so schwer auszusteigen ist;
- zu erkennen, wie man in der Begegnung mit einem depressiven Menschen automatisch reagiert;
- zu sehen, wie häufig Depressionen sind und was unsere Umwelt damit zu tun hat;
- zu lesen, welche Erklärungsansätze es gibt; wie verschiedene Faktoren bei der Entstehung der Depression zusammenwirken; welche Verlaufsformen es gibt;
- einschätzen zu lernen, wann Sie sich Sorgen um Leib und Leben Ihrer Partnerin oder Ihres Partners machen müssen;
- einstufen zu können, welche Behandlung wann angezeigt ist;

- über Behandlungsmethoden – von der medikamentösen Therapie bis zur Familientherapie – Bescheid zu wissen;
- zu wissen, wo Sie, außer bei ärztlichen oder psychologischen Therapeutinnen und Therapeuten, sonst noch Rat und Hilfe bekommen können;
- sich zu überlegen, ob die Depression Ihrer Partnerin / Ihres Partners ein Zeichen dafür ist, dass im Leben oder auch in Ihrer Beziehung etwas schiefläuft, das aber eine Chance für eine Veränderung darstellt, oder ob sie ein schicksalhafter Einbruch in Ihr Leben ist, den es zu akzeptieren gilt.

All dies vermittelt Ihnen dieses Buch im ersten Teil. Wissen, Nachdenken und Verstehen allein reichen aber unter Umständen nicht aus. Die Herausforderungen an Ihre Paarbeziehung sind vielleicht so groß, dass Sie die Initiative ergreifen möchten, um die Beziehung trotz Depression der Partnerin, des Partners zu verbessern. Auch hierzu gibt es – im zweiten Teil des Buches – konkrete Hinweise, unterteilt nach verschiedenen Bereichen des täglichen Zusammenlebens als Paar. Darüber hinaus erfahren Sie einiges über die Situation von Kindern verschiedener Altersstufen, die in Familien mit einem depressiven Elternteil leben. Kinder, deren Mutter oder Vater an Depressionen leidet, sind oft die stillsten Leidtragenden in den betroffenen Familien, und wir dürfen ihre Bedürfnisse nicht übersehen.

Teil I
Depression verstehen

Wissens- und Bemerkenswertes über Depressionen

Depression hat viele Gesichter. Wahrscheinlich hat sie so viele Gesichter, wie es betroffene Menschen gibt. Darum sollten Sie sich davor hüten, zu schnell zu glauben und für die einzige Wahrheit zu halten, was Sie lesen (auch in diesem Buch!) oder was andere Leute Ihnen erzählen. Es kommt immer und am allermeisten darauf an, wie die ganz spezielle Situation bei Ihrem Partner oder Ihrer Partnerin, bei Ihnen selbst, in Ihrer Familie und in Ihrem Umfeld ist. Sie dürfen auch ruhig Ihren Arzt oder Ihre Psychotherapeutin danach beurteilen und auswählen, wie gut er bzw. sie nachfragt und Ihre Situation zu verstehen sucht. »Versuchen zu verstehen« ist vielleicht das Wichtigste – und nicht, ganz schnell schon genau zu wissen, was los ist und was es jetzt braucht.

Doch es gibt einen großen Schatz an Wissen über Depressionen. Die Frage ist nur, wie man dieses Wissen anwendet, um zu verstehen, was los ist, und um dann das Richtige zu tun. In diesem Sinne sind die folgenden Kapitel gemeint: als Bausteine des Wissens über Depression, die Sie vielleicht brauchen können – vielleicht aber auch nicht, weil es bei Ihrem Partner, Ihrer Partnerin eben gerade ganz anders ist.

Verstehen Sie also bitte die Abschnitte dieses Kapitels als Angebote, aus denen Sie auswählen.

Woran man merkt, dass etwas nicht stimmt

Allgemein wird angenommen, dass Depression heißt, der Betroffene sei besonders traurig. Das ist jedoch nicht immer so, denn eine sogenannte depressive Stimmungslage bezeichnet zunächst eine im wahrsten Sinne des Wortes niedergedrückte (von Lateinisch: deprimere) Stimmung. Manche Betroffene sagen sogar, dass sie sich ganz gefühllos fühlen, also gar nicht besonders traurig.

Ob man eine gedrückte Stimmung als Depression bezeichnet, hängt davon ab, wo die Schwelle festgelegt wird. Ab einem bestimmten Schweregrad spricht man von einer Depression oder sogar von einer schweren Depression. Die modernen Klassifikationssysteme, die der Arzt oder die Ärztin benutzt, um eine Diagnose zu stellen, nennen Kriterien für diese Einteilung (siehe unten, S. 14f.). Heute wird für die Diagnosestellung ausschließlich nach der Anzahl bestimmter Symptome entschieden, nicht nach vermuteter Ursache. Die Ärztin versucht also zu erkennen, was los ist, muss sich dabei aber auf ihre Beobachtungen sowie auf die Schilderungen des Betroffenen oder seiner Angehörigen stützen. Beobachten lässt sich eine Depression über die Mimik, die Gestik, die Stimme und ihre Modulation sowie den (fehlenden) Schwung der Bewegungen. Äußerlich wirken depressive Menschen meist erstarrt, gehemmt und verlangsamt. Das Innenleben des Patienten erschließt sich dagegen nicht ohne weiteres. Je mehr die Ärztin fragt, desto mehr wird sie über das Erleben erfahren. Beides zusammen, die Beobachtung und die Aussagen des Patienten über sein Erleben, ermöglicht dann eine einigermaßen objektive Einschätzung.

Ob man eine Depression als Krankheit bezeichnet, ist ebenfalls eine Frage der Schwelle. Hier hört die Objektivität aber endgültig auf. Menschen mit einer Depression haben oft ein ausgeprägtes Krankheitsgefühl, während die Menschen in ihrer Umgebung noch lange ganz andere Begriffe verwenden: Müdigkeit, Erschöpfung, Burn-out, Sich-nicht-aufraffen-Können usw. Vor allem zu Beginn ist es in der Regel hilfreich für Betroffene und ihre Angehörigen, von Krankheit zu sprechen. Damit ist erst einmal klar, dass der depressive Mensch nicht schuld an seinem Zustand ist.

So erkenne ich eine Depression

Die verschiedenen Kennzeichen der Krankheit werden zwei Bereichen zugeordnet: Zum ersten Bereich zählen die depressive Stimmung, der Verlust von Interesse und Freude sowie eine erhöhte Ermüdbarkeit. Zum zweiten Bereich zählen verminderte Konzentration und Aufmerksamkeit, Schlafstörungen und Appetitminderung, vermindertes Selbstwertgefühl und Selbstvertrauen, das Gefühl von Schuld und Wertlosigkeit, negative und pessimistische Zukunftsgedanken, Suizidgedanken oder suizidale Handlungen.

Zur Diagnose: Eine leichte depressive Episode wird dann diagnostiziert, wenn aus beiden Bereichen mindestens zwei Symptome vorliegen. Als mittelgradig depressiv gilt eine Person, die unter mindestens zwei Symptomen des ersten und drei des zweiten Bereichs leidet. Bei einer schweren Depression haben die Betroffenen alle Symptome des ersten Bereichs und mindestens vier aus dem zweiten. Bei besonders schweren depressiven Episoden kommen oft noch Wahnvorstellungen wie Versündigungs- oder Verarmungswahn dazu.

So wirkt sich eine Depression auf den Alltag aus

- Leichte depressive Episode: Der Patient, die Patientin fühlt sich krank und sucht ärztliche Hilfe, kann aber trotz Leistungseinbußen den beruflichen und privaten Pflichten noch gerecht werden, sofern es sich um Routine handelt.
- Mittelgradige depressive Episode: Berufliche oder häusliche Anforderungen können nicht mehr oder – bei Tagesschwankungen – nur noch zeitweilig bewältigt werden.
- Schwere depressive Episode: Der Patient, die Patientin bedarf ständiger Betreuung. Wenn dies nicht gewährleistet ist, wird eine Klinikbehandlung notwendig. Schwere depressive Episoden mit psychotischen Symptomen sind verbunden mit Wahngedanken, z. B. absurd erscheinenden Schuldgefühlen, Versündigungswahn, Krankheitsbefürchtungen, Verarmungswahn oder Ähnlichem.

Die Schlafforschung zeigt, dass Menschen, die sich in einer depressiven Phase befinden, nicht mehr im Einklang mit dem Rhythmus der Natur stehen. Der Schweizer Psychiater und Depressionsforscher Daniel Hell bezeichnet die Depression dementsprechend als Rhythmusstörung: Die innere Uhr depressiver Patientinnen und Patienten gehe anders, so dass die Synchronisation mit der Umgebung nicht mehr funktioniere. Ein gleichsam »zerhackter Schlaf«, aber auch ungewöhnliche Schwankungen der Stresshormone im Tagesverlauf zeigten das Bild von alarmierten, aus dem Rhythmus geratenen Menschen. Gleichzeitig kämen sie aber mit ihrer Zeit nicht zurecht; die Zeit vergehe langsam, für manche stehe sie sogar still.[1]

Die verschiedenen Formen der Depression

Die Symptome einer Depression können bei Frauen und Männern durchaus unterschiedlich sein. Während bei Frauen eher Phänomene wie Mutlosigkeit und Grübeln zu beobachten sind, kann sich eine Depression bei Männern auch ganz anders zeigen. Statt über ihre Depression zu reden, zeigen sie Verhaltensweisen, die nicht klar – oder im Falle des Suizids: zu spät – zugeordnet werden können. Sie

- fühlen sich häufig nicht krank, sondern die anderen verstehen sie nur nicht,
- zeigen erhöhte Aggressionen, Ärger, Wut, Reizbarkeit,
- sind risikobereiter als sonst,
- fühlen sich eher müde und erschöpft, seltener traurig,
- trinken und rauchen mehr,
- reden wenig oder anders über Probleme im Leben,
- begehen Suizid mit drastischen Mitteln.

Warum das so ist, darüber lässt sich spekulieren. Ist es, weil Depressionen sich bei Männern tatsächlich anders äußern als bei Frauen? Oder weil Männer ihre Depressionen noch weniger zeigen dürfen als Frauen, um z. B. ihre Arbeit nicht zu verlieren? Oder weil sie generell seltener Hilfe für sich beanspruchen und deshalb keine Probleme äußern? Hier gibt es leider keine eindeutig richtigen Antworten.

Die häufigste Form der Depression ist die »unipolare Depression«. Unipolar bedeutet, dass die Stimmung nur in eine Richtung geht: in die niedergedrückte. Der Verlauf kann sehr unterschiedlich sein: Die Depression kann aus einer Episode, aus wiederkehrenden Episoden oder aus einer lang anhaltenden Stimmungsveränderung bestehen.

Eine besondere Form der Depression ist die, bei der Phasen von Depression sich mit Phasen von Antriebssteigerung und gehobener Stimmung (sogenannten manischen Episoden) abwechseln. Hier spricht man dann von einer »bipolaren affektiven Störung«. In diesen Fällen ist die Depression zum Teil als Folge der manischen Phase zu verstehen: Der oder die Betroffene nimmt plötzlich wahr, wie viel Porzellan in der manischen Phase zerschlagen worden ist, und versinkt in Scham und Depression. In anderen Fällen wiederum wirkt das Ausschlagen der Stimmung nach oben und nach unten wie ein Pendeln, wie eine Suche nach der Mitte und nach dem richtigen Maß. Manchmal wirkt die manische Phase auch wie die Explosion eines Dampfkochtopfs: Lange unterdrückte Gefühle und Impulse kommen nun heftig zum Ausdruck.

Manche Formen der Depression verbergen sich hinter körperlichen Beschwerden wie Kopfschmerzen, Rückenschmerzen, Engegefühl in der Brust und vielen weiteren möglichen Symptomen. Es ist ein großes Problem, dass solche Beschwerden von vielen Hausärztinnen und Hausärzten nur auf der körperlichen Ebene behandelt werden und die dahinterstehende Depression nicht erkannt wird. Besonders häufig geschieht das bei älteren Menschen, weshalb es zu Depressionen im Alter einen speziellen Abschnitt in diesem Kapitel gibt (S. 20ff.). Wenn Sie den Eindruck haben, dass der Hausarzt Ihres Mannes oder Ihrer Frau ausschließlich auf die körperlichen Beschwerden eingeht und die psychische Situation zu wenig beachtet, sollten Sie etwas unternehmen. Wie Sie das anstellen können, lesen Sie im Abschnitt »Therapien für Menschen mit Depressionen«, S. 58ff.

In Ihrer Beziehung als Paar wird sich die Depression auf eine ganz spezielle, für Sie spezifische Weise zeigen. Hier kann nur anhand von Beispielen von Paaren dargestellt werden, was alles vorkommen kann, und es ist nur möglich, häufige Erfahrungen zu beschreiben:

- Ihre Partnerin oder Ihr Partner ist tieftraurig oder auch verzweifelt. Sie versuchen zu trösten und zu beruhigen, können aber nur kurzfristig helfen. Vielleicht verlieren Sie irgendwann die Geduld, und Ihre Partnerin oder Ihr Partner äußert das Gefühl, alleingelassen zu sein.
- Ihr Partner oder Ihre Partnerin sieht alles schwarz. Wenn Sie versuchen, ihn oder sie aufzumuntern, wird dieser Versuch vielleicht abgewertet (»Das hilft mir auch nicht«) oder Sie werden sogar als Person abgewertet (»Du mit deinem Optimismus bist einfach zu naiv, um das wahre Elend zu erkennen«).
- Ihre Partnerin oder Ihr Partner gibt Ihnen die Schuld an ihrem oder seinem Unglück, glaubt vielleicht sogar, dass Sie nie hätten heiraten sollen und dass dadurch Chancen verpasst sind. Das ist eine so unerträgliche Behauptung, dass Sie zu streiten anfangen.
- Ihr Partner oder Ihre Partnerin verfällt in Lethargie und ist für keine gemeinsame Aktivität mehr zu haben. Sie versuchen es mit

Aktivierung und zeigen ganz viel Initiative, woraufhin Ihr Partner oder Ihre Partnerin sich noch unzulänglicher fühlt und noch stärker zurückzieht.

All diese Beispiele handeln von Interaktionen, bei denen eine gewisse Eskalation zu beobachten ist: Das depressive Verhalten wird mit einem ausgleichenden, komplementären Verhalten beantwortet, was aber nicht oder nur begrenzt hilft und das depressive Verhalten und Erleben eher noch verstärkt. Nach einer Weile müssen Sie fast aus diesem Kreislauf aussteigen und sich emotional zurückziehen, um die weitere Eskalation zu verhindern.

Oft ist tatsächlich schwer zu unterscheiden, was an der Depression nun individuelles Krankheitssymptom ist und was aus der Dynamik der Paarbeziehung entstanden ist. Solche komplementären Beziehungsmuster, bis hin zu den Eskalationen, sind praktisch bei allen Paaren vorhanden, und es hat jeweils gar keinen Sinn, darüber zu streiten, was Huhn und was Ei ist. In Beziehungen mit einem depressiven Partner kann das so klingen:

Er: »Ich bin so depressiv, weil du dauernd was von mir forderst, was ich nicht geben kann.«

Sie: »Ich fordere nur deshalb etwas von dir, weil du von selbst keine Initiative ergreifst.«

Die Auseinandersetzung, wer recht hat, führt zu nichts. Wie Sie aus dem Teufelskreis der Eskalation austeigen können oder ihn gar nicht erst aufkommen lassen, lesen Sie im Kapitel »Wie kann ich helfen?« (S. 87ff.), wie Sie Ihr Leben als Paar trotz Depression gestalten können, im Kapitel »Unser Leben als Paar und die Depression« (S. 107ff.).

Wenn nun aber Depression und Paardynamik so eng zusammenhängen, wie erkennen Sie dann, dass die Depression ein »Selbstläufer« geworden ist? Spätestens dann, wenn Ihre Partnerin oder Ihr Partner den Alltag nicht mehr bewältigen kann, sollten Sie die Depression als etwas betrachten, was jenseits Ihrer Paarbeziehung ein »Eigenleben« begonnen hat und auch individuell behandelt werden muss. Wenn der oder die Betroffene sich auch von den Freunden und Kollegen zurückzieht, keine Freude mehr an den Kindern zeigt, nicht einmal das Lieblingsessen mehr aufisst, das Sofa erschöpft statt lustvoll zum Daueraufenthaltsort macht, auf keinen Witz mehr mit Lachen reagiert, weder Buch noch Zeitung mehr liest ... dann sollten Sie unbedingt reagieren.

Aber machen Sie doch zunächst einmal selbst den Test und bearbeiten Sie den folgenden kurzen Fragebogen. Danach können Sie auch gut erkennen, ob bei Ihrer Partnerin oder Ihrem Partner Anzeichen einer Depression vorhanden sind. Ob und wie Sie ihn oder sie dann dazu bewegen können, sich ebenfalls den Fragebogen anzuschauen, ist eine wichtige und nicht ganz einfache Frage. Im Kapitel »Wie kann ich helfen?« gibt es einige Vorschläge dazu (S. 87ff.).

Nur »schlecht drauf«? Oder steckt eine Depression dahinter?

Um den nachfolgenden Selbsttest (nach: Solothurner Bündnis gegen Depression) durchzuführen, beantworten Sie die folgenden Fragen. Antworten Sie mit Ja, wenn Sie meinen, dass eine der folgenden Aussagen seit mehr als zwei Wochen auf Sie zutrifft.

Sämtliche Fragen, die mit Ja beantwortet werden, zählen 1 Punkt, die Frage 14 zählt 5 Punkte.

1. Fühlen Sie sich oft bedrückt, ohne genau zu wissen warum?
2. Haben Sie Konzentrationsprobleme und sind Sie auch bei kleinen Dingen überfordert?
3. Fühlen Sie sich antriebslos, sind Sie oft müde oder spüren Sie eine innere Unruhe?
4. Haben Sie an Dingen das Interesse verloren, über die Sie sich früher gefreut haben?
5. Trauen Sie Ihren eigenen Fähigkeiten nicht mehr?
6. Leiden Sie unter Schuldgefühlen und überzogener Selbstkritik?
7. Verfallen Sie häufig ins Grübeln und sehen Sie die Zukunft pessimistisch?
8. Ist morgens alles besonders schrecklich?
9. Haben Sie wiederkehrende Schlafstörungen?
10. Gehen Sie in sozialen Rückzug?
11. Leiden Sie unter körperlichen Symptomen, ohne dass es eine organische Ursache dafür gibt?
12. Stellen Sie Appetitverlust fest?
13. Haben Sie die Lust auf Sexualität verloren?
14. Sind Sie so verzweifelt, dass Sie an Suizid denken?

Wenn Sie eine Punktzahl von 5 und mehr erreichen, könnte dies ein Zeichen für eine Depression sein.

Depressionen im Alter – oft verkannt

Wie schon erwähnt, werden besonders bei älteren Menschen Depressionen oft nicht erkannt. Weil es normal ist, dass mit dem Alter die *körperlichen Beschwerden* zunehmen, werden Rücken- und Kopfschmerzen, Herzbeschwerden, Schlafstörungen, Schwindelgefühle oder Ohrgeräusche nicht der Depression zugeordnet, sondern jedes Symptom für sich auf der körperlichen Ebene untersucht und erklärt. Das ist zunächst auch völlig richtig. Natürlich muss der Schwindel neurologisch abgeklärt werden, um eine neurologische Erkrankung ausschließen zu können. Aber dann ist es wichtig, dass der Arzt bald daran denkt, dass eine Depression der Grund für die Beschwerden sein könnte.

Wie lässt sich – außer mit dem Alter – erklären, dass Depressionen bei älteren Menschen viel häufiger mit körperlichen Beschwerden einhergehen als bei jüngeren? Eine Erklärung ist, dass die Beschwerden nicht nur tatsächlich häufiger werden, sondern dass der ältere Mensch in einer Depression mehr auf seinen Körper achtet und seine Wahrnehmung der körperlichen Symptome stärker ist, als dies bei einem jungen Menschen der Fall ist. Eine weitere Erklärung ist, dass es in den entsprechenden Generationen noch viel akzeptabler erscheint, mit dem Arzt über körperliche Beschwerden zu sprechen, als unumwunden über die psychischen Nöte zu reden. Ähnlich ist es auch bei Menschen aus anderen Kulturkreisen. Bevor zum Beispiel ein türkischer Mann über seine Depressionen sprechen kann, muss viel passieren und es muss viel im Bereich der Körpermedizin abgeklärt worden sein.

Folgende Symptome können zu einer Depression gehören:

- Schmerzen in allen möglichen Körperteilen, oft Kopf- oder Rückenschmerzen. Ursache sind meist Verspannungen. Antidepressiva wirken hier besser und vor allem nachhaltiger als Schmerzmittel.
- Engegefühl, Atemnot und Herzbeschwerden. Ursache kann sein, dass die Depression im Alter häufig mit Angstsymptomen verbunden ist, die direkt zu diesen körperlichen Symptomen führen. Antidepressiva sind hier viel sinnvoller als Tranquilizer.
- Magen- und Darmbeschwerden. Auch hier lässt sich über Angst und Anspannung als »Vermittler« spekulieren: Der Körper ist in ständiger Alarmstimmung; das führt zu vielfältigen Veränderungen im Magen und Darm, die dann als Übelkeit, Durchfall oder

Verstopfung, in leichteren Fällen Appetitlosigkeit, in schwereren Fällen gar als Reizmagen oder Reizdarm Beschwerden verursachen.
- Ohrgeräusche, Schwindel und Taubheitsgefühle. Die Wahrnehmung dieser körperlichen Symptome kann die Angst hervorrufen oder verstärken, an einer ernsten körperlichen Erkrankung zu leiden. So entsteht ein Teufelskreis. Antidepressiva helfen oft, diesen zu durchbrechen.

Auch die *Unterscheidung von Depression und Demenz* ist bei älteren Menschen oft schwierig. Bei jüngeren Menschen in einer Depression besteht zwar auch manchmal die Sorge, dass eine dementielle Entwicklung eingesetzt haben könnte (siehe unten), aber bei älteren Menschen liegt diese Befürchtung natürlich aufgrund des Alters noch viel näher. Depressionen bei älteren Menschen zeigen sich häufiger als bei jungen Menschen in Unruhe und gleichzeitiger Erschöpfung sowie Ängstlichkeit; Demenzen können sehr ähnliche Symptome haben. Kriterien zur Unterscheidung sind:
- Wenn Sie bei dem oder der Betroffenen ein deutliches Morgentief feststellen und die depressive Verstimmung den ganzen Tag über anhält, haben Sie es wahrscheinlich mit einer Depression zu tun.
- Wenn Sie dagegen Orientierungsstörungen bemerken, der Betroffene also zeitweise nicht genau weiß, wo er ist, welcher Wochentag oder welche Jahreszeit gerade ist – dann spricht das eher für eine Demenz.

Tatsächlich treten Depressionen und Demenzerkrankungen aber auch häufig gemeinsam auf. Auch hier kann man sich Kreisläufe und gegenseitige Verstärkungen vorstellen: Wenn mit dem Älterwerden die Quellen der Lebensfreude versiegen und die Einsamkeit zunimmt, reagieren manche Menschen darauf mit einer Depression, gehen nicht mehr aus dem Haus und finden sich immer weniger zurecht. Oder es beginnt damit, dass man sich nicht mehr zurechtfindet, deswegen weniger aus dem Haus geht und dann eine Depression entwickelt und noch weniger aus dem Haus geht. Diagnosestellung und Behandlung sind in solchen Fällen besonders anspruchsvoll und gehören in die Hände erfahrener Fachleute, am besten von Gerontopsychiatern oder Geriatern.

Die *Suizidrate* liegt bei Menschen über 65 Jahren etwa doppelt so hoch wie bei jüngeren Erwachsenen, wobei auch die Dunkelziffer wahrscheinlich höher ist als bei Jüngeren. Hinter manchen Todesfällen durch fehlerhafte oder unterlassene Medikamenteneinnahme, Nahrungsverweigerung oder Unfall kann suizidale Absicht gesteckt haben, ohne dass jemand davon erfährt. Motive für Suizide im Alter gibt es viele: das Gefühl, nicht mehr gebraucht zu werden, die Angst vor dem Altersheim, Vereinsamung, körperliche Beschwerden, zunehmende Gebrechlichkeit. Achten Sie also gut auf die Signale, die im Abschnitt »Wann wird es gefährlich?« (S. 46) aufgeführt sind.

Wie Depressive sich selbst, die Welt und die Zukunft sehen

Es sind zwei Paar Schuhe oder besser gesagt zwei Seiten einer Medaille: was Sie oder der Arzt an Ihrem Partner / Ihrer Partnerin wahrnehmen und wie es bei ihm oder ihr im Inneren aussieht. Niemand, der nicht schon selbst eine depressive Episode erlebt hat, kann wirklich nachvollziehen, wie sich das anfühlt. Aber auch wenn man schon mal *eine* Art von depressivem Zustand erlebt hat, kennt man deswegen noch lange nicht *alle* Arten. Denn die Depression hat nicht nur nach außen hin viele Gesichter, sondern wirkt sich im Inneren der Betroffenen noch viel unterschiedlicher aus. Man sollte sich also davor hüten zu sagen: »Aha, du hast eine Depression – ich weiß Bescheid.« Weil zum einen also jeder depressive Mensch seine ganz eigene Art von Depression hat, zum anderen aber auch gewisse Muster häufig auftreten, will ich hier beides darstellen: zunächst die Muster, dann – mithilfe von Zitaten und Fallgeschichten – die individuellen Ausprägungen der Erkrankung.

Einige Fachleute, wie z. B. Aaron T. Beck, sprechen von der sogenannten kognitiven Triade der Depression und beschreiben, dass Patientinnen und Patienten mit einer Depression eine negative Sichtweise von (1) sich selbst, (2) von ihrer Umwelt und (3) von der Zukunft haben. Beck definiert bestimmte »Denkfehler«, die zu diesen Sichtweisen führen; andere Autorinnen und Autoren vertreten hingegen die Ansicht, dass die Denkfehler eher eine Folge der Depression sind und mit deren Besserung auch wieder verschwinden.

Die folgende Auflistung von Denkfehlern, die bei Menschen in depressiven Episoden auftreten können, hilft Ihnen vielleicht, etwas Abstand zu gewinnen und sich zu sagen, dass dieses Denken zur depressiven Störung gehört und nicht bedeutet, dass sich Ihre Partnerin oder Ihr Partner nun ganz grundlegend verändert hat.

»Denkfehler« in der Depression

Verallgemeinert kann man sagen, dass das Denken in der Depression häufig eingeengt ist. Informationen werden nicht vollständig aufgenommen, sie werden nicht von allen Seiten betrachtet oder sie werden verfälscht abgespeichert und wiedergegeben. Gegenargumente bewirken dann auch kein Überdenken der verzerrten Gedanken. Mit drei Stichwörtern lässt sich depressives Denken kurz beschreiben:

- *internal* – Misserfolge schreibt sich der Depressive selbst zu,
- *global* – es wird verallgemeinert, alles ist »immer« oder »nie« so,
- *stabil* – die Möglichkeit, dass sich etwas ändern könnte, wird nicht gesehen.

Im Detail beschreibt Hautzinger folgende Denkfehler,[2] die ich hier noch etwas erläutert und mit Beispielen eines fiktiven Patienten Karl versehen habe:

1. *Alles-oder-nichts-Denken.* Es gibt keine Grautöne zwischen Schwarz und Weiß, Gut und Schlecht. – Wenn Karl bei der Arbeit einen Fehler gemacht hat, ist in seinen Augen gleich die ganze Leistung nichts wert.
2. *Übertreibende Verallgemeinerungen.* Von einem einzelnen Ereignis wird gleich auf alle möglichen anderen Situationen geschlossen. – Wenn Karl in einem Brief, den er im Büro geschrieben hat, nachträglich einen Fehler entdeckt, schließt er daraus, dass er nicht schreiben kann und überhaupt zu dumm für diese Arbeit ist.
3. *Geistiger Filter.* Einzelne, in der Regel negative Informationen werden beachtet, andere ausgeblendet. – Wenn Karl in einem Gespräch von einer Person unterbrochen wird, denkt er gar nicht mehr daran, dass alle anderen ihm interessiert zugehört haben; für ihn ist dann das ganze Gespräch schiefgelaufen.
4. *Abwehr des Positiven.* Positive Erfahrungen werden abgewertet oder missachtet oder zählen nicht. – Karl sagt, dass er an allen

Fehlern natürlich selbst schuld ist; dass aber die Freunde gerne zu Besuch kommen, liegt seiner Ansicht nach natürlich nicht an ihm, sondern an seiner Frau.

5. *Voreilige Schlussfolgerungen.* Es wird vorschnell negativ interpretiert, auch wenn noch nicht genügend Belege da sind oder die Argumente sogar für eine andere Interpretation sprechen. – Karl schließt aus der Absage eines geplanten Kinoabends mit einem befreundeten Paar darauf, dass die Freunde kein Interesse an ihm haben; wenn er nachgefragt hätte, wäre deutlich geworden, dass die Freunde abgesagt haben, weil sie sich gerade heftig gestritten haben.
6. *Über- oder Untertreibung.* Eigene Schwächen und die Stärken anderer werden überschätzt, die eigenen Fähigkeiten und die Schwächen anderer werden unterschätzt. – Karl vergleicht sich mit seinen Arbeitskollegen und findet, dass diese alles viel besser können als er.
7. *Emotionale Beweisführung.* Negative Gefühle werden als Beweis dafür gesehen, dass etwas so ist. – Karl fühlt sich wertlos und ist sich völlig sicher, dass er nichts wert ist.
8. *Wunschaussagen.* Mit Aussagen wie »Man sollte …« oder »Man kann doch nicht …« werden eine Norm und großer Druck heraufbeschworen, und die eigenen Wünsche geraten ins Hintertreffen. – Karl würde zwar gerne mit seiner Frau essen gehen, fühlt sich aber unter Druck, weil im Büro eine wichtige Arbeit abgeschlossen werden muss; er findet, »man sollte« nicht Nein sagen, wenn der Chef einen um etwas bittet.
9. *Etikettierungen.* Die Verallgemeinerung wird auf die Spitze getrieben, indem ein Etikett mit hoher negativer Bedeutung aufgeklebt wird. – Karl beschreibt sich als Versager, Schlappschwanz und Langweiler.
10. *Dinge persönlich nehmen.* Obwohl ein negatives Ereignis gar nichts mit einem zu tun hat, fühlt man sich dafür verantwortlich. – Karls Arbeitsgruppe hat einen Projektauftrag nicht bekommen, und Karl denkt nun, dass die Auftraggeber ihm diese Aufgabe nicht zugetraut haben.

Als Angehörige oder Partner ist man spontan geneigt zu widersprechen, und das ist zunächst einmal in Ordnung so. Meist wird man aber feststellen, dass Widerspruch langfristig nicht hilft. Die

Denkfehler müssen regelrecht entkräftet werden, und das macht am besten eine Therapeutin, ein Therapeut (siehe den Abschnitt »Therapien für Menschen mit Depressionen«, hier vor allem die »Kognitive Verhaltenstherapie«, S. 63f.).

Bei vielen Betroffenen gibt es aber gar keine solchen aktiven Gedanken. Es besteht vielmehr häufig eine Hemmung des Denkens, die in vielen Fällen sogar dazu führt, dass der depressive Mensch selbst und seine Umwelt den Eindruck haben, es entwickele sich eine Demenzerkrankung. Wenn dann aber die Depression vorbei ist, ist auch das Denken wieder in Ordnung. Dennoch ist, wie schon erwähnt, ein Zusammenhang von Depression und Demenz möglich: Wer sich für lange Zeit von der Umgebung zurückzieht, beschäftigt sein Gehirn zu wenig. Das hat zwar nicht dieselben Auswirkungen wie die Krankheitsprozesse der Alzheimer-Krankheit oder einer vaskulären Demenz, kann aber auch zu einer deutlichen und dauerhaften Reduktion der intellektuellen Leistungsfähigkeit führen.

Gefühle in der Depression

Eine andere Art der Depression ist mit Unruhe und Angst verbunden. Bei den häufigen, milderen Formen kommt zur depressiven Stimmung eine nach außen kaum sichtbare innere Unruhe hinzu. Bei den schweren Formen spricht der Arzt von einer ängstlich-agitierten Depression: Hier überwiegen Unruhezustände, Schreckhaftigkeit und Ängstlichkeit. Die Patientinnen und Patienten sind sehr besorgt und laufen unruhig hin und her. Sie klagen über Angstsymptome wie z. B. Herzrasen, Zittern oder Luftnot. Sogar Panikattacken können vorkommen. Die Innensicht dieser Art von Depression beschreibt Sarah Kuttner in ihrem Roman *Mängelexemplar*:

Karo ist im Baumarkt. Plötzlich spürt sie ein Gewitter in ihrem Körper aufziehen. Sie wird sehr unruhig, spürt, dass sich etwas zusammenbraut. Ihr Herz rast, sie hat das Gefühl, dass etwas Riesiges auf sie zugerollt kommt. Sie vergleicht es mit einer Stampede, einem Zusammenschluss von wilden Tieren, ohne erkennbaren Grund und ohne eindeutige Richtung. Es ist laut, schnell und enorm bedrohlich. Sie hat vor nichts Konkretem Angst, nichts erscheint ihr rational, aber alles ist furchterregend. Sie schwitzt und muss den Baumarkt schnell verlassen.[3]

Besonders schwer zu verstehen und zum Teil auch irritierend ist das Gefühl der Emotionslosigkeit, das viele Betroffene beschreiben: Sie können weder lachen noch weinen, erleben sich als gefühlsverarmt, leer oder verödet, auch was Trauer angeht, und dieser Zustand von Gefühllosigkeit ist außerordentlich quälend. Die Patientinnen und Patienten sehnen sich sogar nach negativen Emotionen (»Ich möchte wieder weinen können«). Wenn ein schwer depressiver Mensch in diesem Zustand einen Trauerfall erlebt, kann er nicht trauern – das geht erst bei Besserung der Depression. Dieses Symptom ist ein Hinweis auf besonders schwere Depressionen.

Für die Angehörigen und Freunde ist diese Emotionslosigkeit besonders schwer zu verkraften. Wer weint, den kann man in den Arm nehmen und versuchen zu trösten; wer verzweifelt ist, den kann man versuchen zu ermutigen. Aber wer so emotionslos ist, wirkt auf den ersten Blick einfach nur egozentrisch, und die Not dahinter bleibt verborgen.

Im Spielfilm *Le lait de la tendresse humaine (Milch der Zärtlichkeit)* von Dominique Cabrera (Frankreich 2001) verlässt eine Frau ihren Mann und ihre drei Kinder, davon ist eines ein Neugeborenes. Der Moment, bevor sie das Haus verlässt, ist eindrücklich dargestellt: Sie sieht von der Küche aus, dass im Bad das Wasser übergelaufen ist und bereits anfängt, in den Flur zu fließen. Sie öffnet die Badezimmertür, sieht ihr Baby weinend in der leeren Badewanne liegen. Sie hat offensichtlich den Wasserhahn falsch eingestellt, so dass das Wasser neben die Wanne auf den Boden fließt. Sie verlässt, ohne sichtbare emotionale Regung, schnell das Haus.

Dokumentarfilme sind zwar gut geeignet, um ein Bild von den verschiedenen Arten der Depression zu bekommen. Noch anrührender und darum geeigneter, um die Innenansicht einer Depression zu verstehen, sind aber Spielfilme, in denen Depressionen »eine Rolle spielen«. Hier eine kleine Auswahl von (Spiel- und Dokumentar-)Filmen:

- *The Hours – Von Ewigkeit zu Ewigkeit* (Originaltitel: *The Hours),* von Stephen Daldry (USA 2002)
  Ein Kunstwerk von Film, das auf drei verschiedenen Ebenen und in drei verschiedenen Zeiten die Themen Depression, Krankheit und Suizid behandelt.

- *Drei Farben: Blau* (Originaltitel: *Trois Couleurs: Bleu),* von Krzysztof Kieslowski (Frankreich 1993)
  Ebenfalls ein Kunstwerk. Hier geht es um eine sehr nachvollziehbare Art von Depression: Trauer nach Verlust der Familie.
- *Wie im Himmel* (Originaltitel: *Så som i himmelen),* von Kay Pollak (Schweden 2004)
  Am Anfang steht eine depressive Episode nach Stress und Burnout, aber dann geht es vor allem um die Rückkehr in ein Dorf voller eigenwilliger Figuren und um die heilende Wirkung von Musik. Ein Wohlfühlfilm.
- *SeelenSchatten*, von Dieter Gränicher (Schweiz 2002)
  Ein Dokumentarfilm, sehr nah am Thema und an der schweizerischen Wirklichkeit. Gute Ergänzung mit weiteren Informationen: die DVD *Depressionen – Ohnmacht und Herausforderung.*
- *Le lait de la tendresse humaine*, von Dominique Cabrera (Frankreich 2001)
  Depression, aus der Sicht der betroffenen Frau dargestellt. Bewegendes, eindringliches Beziehungsdrama, in dem auch die Situation der Kinder in Ansätzen verstehbar wird.
- *Nord,* von Rune Denstad Langlo (Norwegen 2009)
  Schöne, melancholische und skurrile Darstellung einer Männerdepression. Nennt sich zu Recht »Offroad-Movie«.
- *Morton Mies. Wie die Depression siegt und wie sie scheitert,* DVD vom Institut für systemische Therapie Wien (Österreich 2011)
  In diesem Interview mit der Puppe Morton Mies, der personifizierten Depression, wird deutlich gemacht, was die Depression mächtig macht und wie man sie bekämpfen kann. Für Psychotherapeutinnen und Psychotherapeuten, Betroffene und Angehörige.

Auch Literatur ist geeignet, uns Nichtdepressiven und Noch-nie-depressiv-Gewesenen die Innenansicht der Depression zu zeigen. Von vielen guten Büchern vieler ehemals und zwischenzeitlich depressiver Schriftstellerinnen und Schriftsteller möchte ich hier nur eines hervorheben, weil es mit besonderem Genuss und Gewinn zu lesen ist und trotzdem die Innenwelt des Autors hervorragend darstellt: *Nachtgängers Logik* von Adrian Naef[4]. In seinem Nachwort schreibt Adolf Muschg: »[...] so kunstvoll, wie die Depression in ihrer Herstellung von Unleben ist – diesen Text könnte sie nicht geschrieben haben, denn er ist lebendig, witzig, auch heiter. [...] Hier sieht sie, die Graumalerin, ihre Motive – in Farbe.« (S. 252)

Über die Hoffnungslosigkeit schreibt Adrian Naef:

»Ganz recht: Hoffnung ist ein Prinzip, ein Überlebensprinzip, und der Schlüssel zum Verständnis eines Depressiven heißt Hoffnungslosigkeit. Einem schwer Depressiven Hoffnung machen zu wollen ist das Sinnloseste auf der Welt, auch wenn es die häufigste Bemühung ist in seiner Nähe. Es macht für ihn nicht einmal Sinn, sich noch die Schuhe zu binden. Wenn er es trotzdem tut, dann aus Gewohnheit; wenn er trotzdem weiterlebt, dann aus einer Reserve an Gesundheit. Und da er täglich sieht, wie seine Reserve schwindet, sieht er erst recht keinen Grund, sich vor dem absolut sicheren Ende noch die Zähne zu putzen oder aus dem Bett zu steigen. Wenn er trotzdem aufsteht, dann darum, weil es ihm ein Rest antrainierten Anstands verbietet, ins Bett zu urinieren.« (Seite 34f.)

Wie depressive Menschen auf andere wirken

Als Gegenüber eines depressiven Menschen fühlt man sich leicht verunsichert. Irgendetwas fehlt: Ist es der Blick, der nicht erwidert wird? Die fehlende Reaktion? Die immer gleichen, spärlichen Antworten? Die Leere, die man spürt? Ein Gespräch mit einem depressiven Menschen führt leicht dazu, dass man sich hinterher selbst ganz leer und wirkungslos fühlt. Man kommt dann vielleicht in Versuchung, den Kontakt mit dem depressiven Menschen zu meiden, denn man meint, sich mit dem anderen gar nicht auseinandersetzen zu können.

Während Freundinnen und Freunde, Bekannte, Arbeitskolleginnen und -kollegen, entferntere Angehörige und vielleicht sogar die Ärztinnen und Ärzte den Kontakt zum depressiven Menschen nun prinzipiell reduzieren oder meiden können, hat der Partner, die Partnerin diese Möglichkeit nicht. Anfangs möchten sie noch aufmuntern, trösten, helfen. Die wahrgenommene Leere und die Unerreichbarkeit des anderen führen dann aber sehr oft zu Hilflosigkeit, Schuldgefühlen und Wut. In der Stärke der Gefühle liegt gleichzeitig der Unterschied zum depressiven Menschen selbst: dieser fühlt nichts, der Partner oder die Partnerin empfindet heftige Gefühle.

Es ist aber nicht nur die Unerreichbarkeit, die schwer auszuhalten ist. Die Botschaften, die man von einem depressiven Menschen zu empfangen meint, sind nämlich oft auch zutiefst widersprüchlich: Hilflosigkeit, Gefühle der Wertlosigkeit und Verzweiflung schreien ja geradezu nach Anteilnahme und Hilfestellung. Gleichzeitig scheinen die Klagen, die schlechte oder gar gereizte Stimmung, die negative Sicht auf alles und jedes, die Bitterkeit zu signalisieren: »Du kannst mir doch nicht helfen«, und können beim Gegenüber Ärger und Feindseligkeit hervorrufen. Als dritte Botschaft kann aus der Hemmung, dem Interessenverlust, der Erstarrung herausgelesen werden, dass man zurückgewiesen wird und sich zurückhalten soll. Mitgefühl, Ärger und Zurückhaltung – das ist das Wechselbad der Gefühle, das nahe Angehörige erleben und mit dem sie umgehen müssen. Kein Wunder, dass da manche Reaktion auf den depressiven Partner, die Partnerin nicht so aussieht, wie man sich das vornimmt.

Je mehr man die depressiven Verhaltensweisen als zur Person gehörig betrachtet, desto heftiger fallen die eigenen Reaktionen aus. Deshalb ist es gut, diese Verhaltensmuster der Krankheit Depression zuzuordnen; das hilft, eine gewisse Distanz zum Geschehen zu entwickeln – sofern diese Muster auch eindeutig auf die Krankheit zurückzuführen sind. Doch die Paardynamik, das Wechselspiel zwischen Partnern um die Depression herum und mit der Depression als »Dritter im Bunde«, wird vor allem bei den leichteren Depressionen zu komplex, um hier eindeutige Zuordnungen machen zu können. Dazu mehr im Kapitel »Unser Leben als Paar und die Depression« (S. 107ff.).

Ursachen und Verlaufsformen von Depressionen

Früher wurden Depressionen von Fachleuten in »endogene« und »exogene« oder auch »reaktive« Depressionen eingeteilt. Damit wurde eine Unterscheidung danach getroffen, wo man die Ursache für die Depression vermutete: innen oder außen. Leichter nachzuvollziehen erschienen die reaktiven, exogenen Depressionen: Da ließ sich ein Ereignis, ein Auslöser finden, z. B. der Verlust eines nahestehenden Menschen, die Kündigung der Arbeitsstelle, ein anhaltender Ehestreit. Weitaus rätselhafter war die Ursache der endogenen Depression. Man nahm an und konnte mit wissenschaftlichen Methoden auch bald nachweisen, dass der Stoffwechsel im Gehirn verändert war. Er war aber auch bei den reaktiven Depressionen verändert, so dass man wieder nicht wusste, was Ursache und was Wirkung war. Die Stimmungsveränderungen bei den endogenen Depressionen traten jedoch so losgelöst von äußeren Ereignissen auf, dass es plausibel erschien, eine innere Ursache anzunehmen. Biologische Faktoren wurden vermutet; mit psychologischen Mitteln verstehbar schien diese Art der Depression nicht.

Weil aber diese Einteilung in »endogen« und »exogen« sehr umstritten war, schlug die WHO (Weltgesundheitsorganisation), gemeinsam mit hunderten von Fachleuten, einen anderen Weg in der Klassifikation der Depression ein und teilte nur noch nach einigermaßen objektiv feststellbaren und zählbaren Merkmalen ein (vgl. den Abschnitt »So erkenne ich eine Depression«, S. 15).

Mit der Zeit wurde auch immer deutlicher, dass sehr viel davon abhängt, wie gut die Fachperson das psychische Geschehen bei ihrem Patienten, ihrer Patientin verstand. Das Verständnis wuchs aber natürlich mit dem Grad der Vertrautheit zwischen Therapeutin und Patient. So manche Depression etwa, die zu Anfang als unbegreiflich erschien, wurde mit der Zeit verständlich. Zusätzliche Informationen über Lebensgeschichte, Familiensituation, Sorgen bei der Arbeit usw. zeigten, welche äußeren Einflüsse eine Rolle spielten. Immer schwieriger konnte es dann aber werden, einen eindeutigen Ursache-Wirkungs-Zusammenhang zu erkennen: War der Familienvater depressiv geworden, weil er die Stelle verloren hatte, oder hatte er die Stelle verloren, weil er bei der Arbeit zunehmend unkonzentriert und ohne Initiative war?

Auch wenn die modernen Klassifikationssysteme der WHO für die Diagnosestellung einen rein beschreibenden Zugang vorsehen, weiß jeder, dass Depressionen verschiedene Ausgangspunkte haben können. Für die Therapie ist es natürlich von enormer Bedeutung, diese Ursachen zu finden. Ist der Ausgangspunkt ein veränderter Stoffwechsel im Gehirn, sollte vorrangig eine medikamentöse Therapie durchgeführt werden. Ist der Ausgangspunkt dagegen eine frühe Lernerfahrung, eine weiter zurückliegende psychische Traumatisierung oder ein Verlusterlebnis, ist Psychotherapie vorrangig, kann aber durch Medikamente, die auf Linderung der Symptome abzielen, unterstützt werden. Wenn ein belastendes Lebensereignis die Ursache der Depression ist, braucht es vor allem die Unterstützung aus dem sozialen Umfeld und erst dann Therapie, wenn sich die Selbstheilungskräfte als nicht ausreichend erwiesen haben.

Im Folgenden stelle ich in drei Abschnitten dar, wie sich von den unterschiedlichen Ausgangspunkten her eine Depression entwickeln kann. Die Einteilung in drei Abschnitte ist natürlich stark vereinfachend, und so soll an jeweils zwei bis drei Fallbeispielen gezeigt werden, dass es bei einem bestimmten Ausgangspunkt wiederum ganz verschiedene Verläufe gibt. Die Depression nach Geburt eines Kindes (postpartale Depression) wird als Sonderfall und in einem gesonderten Abschnitt nach den belastenden Lebensereignissen dargestellt (siehe S. 41f.).

Ausgangspunkt 1: Gene und Gehirn

Die moderne Genetik geht längst nicht mehr nur davon aus, dass es die genetische Grundausstattung eines Menschen ist, die seine Entwicklung und seine psychische Verfassung beeinflusst; vielmehr sind auch die umgekehrten Wirkungen inzwischen gut erforscht, nämlich die Einflüsse von Umweltereignissen, Lernen und psychischer Verfassung auf die Wirkung der Gene.

Die Nahtstelle oder das »Scharnier« zwischen den Genen und dem Erleben ist in erster Linie das Gehirn. Hier sind es vor allem die Botenstoffe Serotonin und Noradrenalin, die mit Depressionen in Verbindung gebracht werden. Sie sind in depressiven Episoden in veränderter Konzentration im Gehirn vorhanden, und die antidepressiven Medikamente wirken auf diese Botenstoffe. Eine theoretisch interessante Frage, die aber sehr stark auch die Menschen mit einer Depression und die Angehörigen bewegt, ist, welchen Anteil denn die genetische Grundausstattung an der Entstehung einer Depression hat. Eine bange Frage manches Betroffenen lautet: »Ich erleide nun schon die x-te depressive Episode – werden meine Kinder diese Krankheit etwa erben?«

Eine Antwort muss angesichts der komplexen Forschungsergebnisse auch komplex ausfallen: Ja, es gibt genetische Einflüsse; sie sind bei den (unipolaren) Depressionen geringer als bei den bipolaren Störungen und sind insgesamt wesentlich geringer als die Umwelteinflüsse. Es sind jedoch Gen-Umwelt-Interaktionen zu vermuten, und zwar in dem Sinne, dass Umwelteinflüsse, wie etwa

Verlusterlebnisse, je nach genetischer Disposition unterschiedlich verarbeitet werden.

Für Eltern, die eine genetische Veranlagung zu Depressionen bei sich selbst oder beim Partner vermuten, heißt das also, dass sie ihren Kindern möglichst viele gute Verarbeitungsstrategien vermitteln sollten. Aber das gilt ja schließlich für alle Eltern, nicht nur für die, die von Depressionen betroffen sind. Die folgenden beiden Beispiele zeigen, dass sowohl im Verlauf der Depression als auch im Hinblick auf die Kinder ganz verschiedene Wege möglich sind. Bei beiden Beispielen lautete die Diagnose »bipolare affektive Störung«, und eine genetische Disposition war von den behandelnden Ärzten vermutet worden. (Die Namen und personenspezifischen Daten wurden hier und in allen anderen Beispielen im Buch zur Anonymisierung jeweils verändert.)

Frau S. und ihre Töchter

Frau S. war im Laufe ihres Lebens über lange Zeit von schweren Stimmungsschwankungen betroffen. Bei genauerem Nachfragen waren diese das erste Mal nach der Geburt der ersten Tochter aufgetreten und so gravierend gewesen, dass Frau S. auf Drängen ihres Mannes ärztliche Hilfe aufgesucht hatte. Die schweren depressiven Episoden wurden von manischen Phasen abgelöst, in denen Frau S. im Versandhandel zahlreiche Bestellungen aufgab und auf diese Weise viel Geld ausgab. In den manischen Phasen gab es so viel Streit zwischen ihrem Mann und ihr, dass er schließlich die Scheidung einreichte. Frau S. war nun häufig in der Klinik.

Erst anlässlich ihres 18. Klinikaufenthalts wurden die vier Töchter, inzwischen erwachsene Frauen im Alter jenseits von 30 Jahren, von den Therapeuten zu Gesprächen eingeladen. Es stellte sich heraus, dass sie nie über die Erkrankung der Mutter gesprochen hatten, weder mit der Mutter noch mit dem Vater noch mit den Therapeuten der Mutter – nur untereinander hatten sie sich ihre Sorgen und Nöte mitgeteilt. Sie waren so besorgt gewesen, selbst manisch-depressiv zu werden und die Krankheit wiederum an ihre Kinder weiterzugeben, dass nur eine von ihnen es gewagt hatte, Kinder zu bekommen. Alle vier erwiesen sich aber als psychisch äußerst robust und führten das darauf zurück, dass sie früh hatten selbstständig werden und sich gegenseitig stützen müssen.

Seit über zehn Jahren lebt Frau S. nun, begleitet durch eine gut ausgebildete Pflegefachfrau und unterstützt durch eine Lithium-Therapie, in ihrer eigenen Wohnung und hatte in dieser Zeit keinen weiteren Klinikaufenthalt mehr nötig.

Frau D., ihr Mann und ihr kleiner Sohn
Frau D. kam nach einem schweren Suizidversuch über die Notfallstation zum ersten Mal in die psychiatrische Klinik. Ihrem vierjährigen Sohn war nicht gesagt worden, was passiert war, er ahnte aber vermutlich etwas. Denn der Suizidversuch hatte zu Hause stattgefunden, kaum dass der Ehemann zur Arbeit und der Sohn in den Kindergarten gegangen waren, und bei der Rückkehr hatte das Kind ein großes Durcheinander vorgefunden.
Im Laufe der Therapie stellte sich heraus, dass Frau D. seit der Auswanderung aus Slowenien in die Schweiz sehr unter ihrer sozialen Isolation und ihrem Hausfrauen-Dasein gelitten und ihrem Mann Unverständnis für ihre Situation vorgeworfen hatte. Der kleine Sohn war seit dem Vorfall unkonzentriert und unruhig, die Erzieherin berichtete, er mache sich große Sorgen, dass der Mutter wieder etwas Schreckliches passiere. Das Kind wurde mithilfe eines Kinder- und Jugendpsychiaters behutsam darüber aufgeklärt, dass die Mutter sich das Leben hatte nehmen wollen, dass es aber nicht an ihm – dem Sohn – liege und dass sie nun in Behandlung sei und wieder neuen Lebensmut schöpfe.
Bei Frau D. besserte sich unter medikamentöser und psychotherapeutischer Behandlung die Depression recht bald und schlug nun um in einen manischen Zustand, der sich vor allem in einer plötzlich sehr unduldsamen, reizbaren Haltung Mann und Sohn gegenüber zeigte. Noch etliche Monate lang war es ein Balanceakt, in der Einzeltherapie von Frau D., in der Beratung des Paars und auch in der medikamentösen Therapie ein gutes Mittelmaß zwischen Depression und Manie, Verzweiflung und Übermut, Hinnehmen der unglücklichen Situation und Aufruhr, Nachgiebigkeit gegenüber dem kleinen Sohn und unnötiger Härte zu finden.

Im ersten Beispiel, dem Fall von Frau S., haben die Therapeuten in den ersten Jahren der Erkrankung nicht das getan, was heute als absolutes Muss gilt: Mann und Kinder zumindest einladen, sie vielleicht sogar in die Therapie einbeziehen. Trotzdem haben die Töchter von Frau S. große Widerstandskraft entwickelt und sind psychisch gesund geblieben. Wahrscheinlich hat es sogar den Zusammenhalt der Schwestern gefördert, dass die Mutter oft nicht da war oder anderweitig von ihren psychischen Schwierigkeiten absorbiert war. Auf geschwisterliche Unterstützung verlassen darf man sich jedoch nicht! Heute müssen die professionellen Helferinnen und Helfer unbedingt ein Augenmerk darauf haben, ob Kinder in den Krankheitsphasen eines Elternteils noch genügend Sicherheit und Bindung von ihren Eltern erfahren, ob der gesunde Elternteil ausgleichen kann, was vom kranken nicht geleistet werden kann, ob von dritter Seite Unterstützung organisiert werden muss und welche Informationen die Kinder über die psychische Erkrankung brauchen.

Im zweiten Beispiel sind all diese Fragen noch nicht entschieden. Aufgabe des Ehemanns und der Therapeutinnen ist es und wird es noch über Jahre hinweg sein, ständig dafür zu sorgen, dass das Kind sich nicht schuldig fühlt, die Angst um die Mutter einigermaßen bewältigen kann und wieder eine sichere Basis für die eigene Entwicklung gewinnt.

An diesen Beispielen wird auch klar, warum genetische Disposition und frühe Lernerfahrungen sehr eng zusammenhängen, so dass sich im Nachhinein oft nicht mehr entscheiden lässt: Habe ich die Neigung, depressiv und ohnmächtig auf einschneidende Ereignisse zu reagieren, auf genetischem Wege von meinen Eltern geerbt, oder habe ich früh gelernt, dass ich wenig Einfluss auf meine Umwelt habe? Oder ist es beides?

Ausgangspunkt 2: Frühe Lernerfahrungen

Warum reagieren manche Menschen auf belastende Lebensereignisse mit einer Depression, andere hingegen nicht? Außer einem gewissen Einfluss der Gene sind es vor allem die frühen Lernerfahrungen, die die Psyche eines Menschen positiv oder negativ bestimmen.

Ein Mensch, der immer wieder erfährt, dass seine Handlungen keine Auswirkungen haben und dass er Stresssituationen nicht entkommen kann, wird es irgendwann aufgeben zu versuchen, etwas zu ändern. Das nennt man in der Psychologie »gelernte Hilflosigkeit«. Dabei handelt es sich in erster Linie um gelernte Inaktivität, die in zweiter Linie aber auch mit einer Verschlechterung der Stimmung einhergeht. Dass bei Menschen – und übrigens auch bei

Tieren – eine solche Lerngeschichte zu Depressionen führen kann, ist schon seit den 1960er-Jahren bekannt.

Relativ neu hingegen ist in der psychologischen Forschung, dass frühe Kindheits- und Bindungserfahrungen mit Depressionen in Zusammenhang gebracht werden. Aber auch hier gibt es keine einfachen Ursache-Wirkungs-Zusammenhänge, sondern viele Entwicklungspfade zwischen Kindheits- und Jugenderfahrungen und Depression im Erwachsenenalter.

- So kann etwa die Vernachlässigung durch die Eltern bei einem Kind dazu führen, dass es in seinen Beziehungen keine Bindungssicherheit entwickelt, seine Umwelt nicht so mutig und neugierig erforscht wie ein sicher gebundenes Kind und in der Folge ein niedriges Selbstwertgefühl entwickelt. Daraus muss noch keine Depression resultieren, aber die Wahrscheinlichkeit ist erhöht, dass einschneidende Lebensereignisse nicht bewältigt werden und in eine Depression münden.
- Wer als Kind sexuell missbraucht worden ist, hat ein stark erhöhtes Risiko, später an einer Depression zu erkranken. In Kindheit und Jugend dient das Anpassungsverhalten an die ausbeuterische Situation (Rückzug, Schweigen, Gehorchen) vielleicht noch dazu, die Situation irgendwie zu überleben; später aber, im Erwachsenenalter, können genau diese Reaktionsweisen dazu führen, dass neue belastende Lebensereignisse gehäuft auftreten und mit hohem Risiko zu einer Depression führen.
- Bei vielen Erwachsenen, die unter Depressionen leiden, lässt sich aber weder Vernachlässigung noch Missbrauch in der Kindheit feststellen. Bei einigen unter ihnen sind die ersten Stimmungstiefs bereits in der Jugend aufgetreten, und auch außerhalb dieser Tiefs haben sie das Gefühl, ihr Leben nicht im Griff zu haben, stützen sich emotional stärker auf andere Menschen und erleben mehr belastende Lebensereignisse. Damit steigt wiederum das Risiko, mindestens eine weitere depressive Episode zu erleiden.

Wir sehen also – viele Wege führen in die Depression. Wichtig ist die Konsequenz, die daraus für die Therapie depressiver Menschen zu ziehen ist: Je nach Lebensgeschichte der Patientin, des Patienten ist eine spezifische Therapie angezeigt. Die folgenden Beispiele sollen dies verdeutlichen:

Schwierige Bindungserfahrungen über Generationen hinweg

Natalie war selbst noch fast ein Kind, als sie, mehr vom Jugendamt gedrängt als freiwillig, in die Therapie kam. Sie war 21 Jahre alt, wirkte aber wie höchstens 18, und hatte bereits zwei Kinder. Das Jugendamt war von Nachbarn alarmiert worden, weil in der Familienwohnung oft lautstarker, offensichtlich vom Alkoholkonsum des Vaters angeheizter Streit zu hören war. In den Einzelgesprächen mit Natalie, später in Paargesprächen, wurden die schwierigen Lebensgeschichten der Eltern deutlich: Beide waren in Familien aufgewachsen, die vom Alkoholismus des Vaters beherrscht waren. Sie hatten Vernachlässigung erlebt, indem sie z. B. schon als Kinder keine regelmäßigen Mahlzeiten bekamen, morgens nicht geweckt wurden und später, als Jugendliche, alle Freiheiten hatten. Natalie hatte zu der Zeit, als die Therapie begann, kurze depressive Phasen, die stark von der Einstellung geprägt waren, dass ihre Anstrengungen, ihr Leben in den Griff zu bekommen, keinen Sinn hätten. Diese Phasen standen im Wechsel mit Ausbrüchen aus dem Hausfrauen- und Mutter-Dasein, indem sie die Kinder schlafend allein ließ und mit Freundinnen durch die Stadt zog. Die Therapie zielte nun zu allererst darauf ab, den kleinen Kindern eine sichere Umgebung zu verschaffen und Natalie und ihren Partner darin zu unterstützen, die Bedürfnisse ihrer Kinder wahrzunehmen und feinfühlig zu beantworten. Dafür wurde zusätzlich zu den Einzel- und Paargesprächen eine sozialpädagogische Familienbegleitung beauftragt. Erst in einem zweiten Schritt waren die Lebensgeschichten der jungen Eltern selbst im Fokus der Therapie.

Missbrauchserfahrungen, Drogen und Depression

Stefan, 30 Jahre alt, war zunächst im Drogenentzug und kam dann, auf Vermittlung der Suchttherapeuten, in die Psychotherapie. Stockend und unter Tränen erzählte er vom jahrelangen sexuellen Missbrauch durch den Partner seiner Mutter, als er sechs bis zehn Jahre alt war. Der Mann hatte ihn unter großen Druck gesetzt, das Geheimnis nicht der Mutter zu verraten – er drohte, dass er sonst dafür sorgen werde, dass Stefan in ein Heim komme. Stefan behielt das böse Geheimnis für sich. Es gelang ihm ab dem elften Lebensjahr, sich durch schwarze, schmuddelige Kleidung und exzessiven Alkohol-, später Drogenkonsum, den Partner seiner Mutter vom Leibe zu halten. In der Therapie ging es um eine nachträgliche Bewertung des sexuellen Missbrauchs als Straftat des Erwachsenen, um die Überlegung, Strafanzeige gegen ihn zu erstatten, und den Aufbau neuer Strategien im Umgang mit Belastendem.

Verlust der Mutter und nie wieder auf die Füße gekommen …
Lukas wurde im Alter von 20 Jahren von seinem Vater in die Therapie gebracht. Nach dem Tod der Mutter sechs Jahre zuvor waren Lukas und seine um zwei Jahre ältere Schwester in der Schule immer schlechter geworden und hatten schließlich beide fast gleichzeitig die Schule abgebrochen. Während die Schwester sich nun vorwiegend außer Haus ablenkte und viele Freunde hatte, blieb Lukas zu Hause, machte die Nacht zum Tage (und umgekehrt) und verfiel in tiefe Grübeleien. In der Therapie erwies er sich als Meister im Worteverdrehen und Abwerten; an sich selbst und an seinen Mitmenschen ließ er kein gutes Haar, alles Positive verkehrte er in Negatives. Die Therapie zielte darauf ab, Lukas überhaupt erst einmal wieder Alltagserfahrungen machen zu lassen, um dann allmählich die negativen Gedanken durch eine realistische Einschätzung zu ersetzen. Dies gelang nur sehr schwer und wurde immer wieder durch Rückschläge in das alte depressive Denken unterbrochen.

Alle drei Beispiele handeln von jungen Menschen. Sie standen jeweils an einem Wendepunkt in ihrem Leben, an dem sich entschied, ob die depressive Entwicklung so weitergehen würde oder ob neue Erfahrungen gemacht werden könnten, die aus dem Tief herausführen würden. Bei allen ging es um sehr langfristige Verläufe, nicht nur um eine kurze depressive Episode.

Wenn Sie bei Ihrem Partner oder Ihrer Partnerin schon Ähnliches aus deren Lebensgeschichten gehört haben, bedeutet das vielleicht, dass Sie ähnlich langfristig denken und geduldig sein müssen. Aber es ist nie zu spät, frühe schwierige Erfahrungen zu bearbeiten und dem Leben eine neue Richtung zu geben. Noch im Alter von 80 Jahren kann es helfen, eine Neubewertung früherer Erfahrungen vorzunehmen. Dabei kann eine Psychotherapie, eine Paar- oder Familientherapie oft von Nutzen sein.

Ausgangspunkt 3: Belastende Lebensereignisse

Beinahe jeder von uns fällt in tiefe Trauer, wenn ein geliebter Mensch stirbt, wenn die Arbeitsstelle gekündigt wird, die Partnerschaft zerbricht oder eine schwere Krankheit diagnostiziert wird. Wann aber ist die Trauer nicht mehr »normal«, sondern zu lange, zu tief oder zu absorbierend? Ein historisches Beispiel zeigt, wie absurd die Erscheinungsformen chronifizierter Trauer werden können:

Queen Victoria, Regentin von Großbritannien und Irland, ging als »Witwe von Windsor« in die Geschichtsbücher ein. Als ihr Mann Albert im Alter von 42 Jahren starb, begann für die Königin eine Trauerzeit, die bis zu ihrem eigenen Tod 40 Jahre später andauerte. Sie trug nur noch Witwenkleidung, ließ Alberts Schlafzimmer in Windsor völlig unverändert und ordnete an, seine Bettwäsche und Handtücher regelmäßig zu wechseln. Am Esstisch war stets für den Verstorbenen mit gedeckt. Für den frühen Tod ihres Mannes machte sie ihren ältesten Sohn Edward verantwortlich: Eine Affäre Edwards hatte Albert dazu veranlasst, in bereits krankem Zustand zu ihm zu reisen, um sich mit ihm auszusprechen.
Aber Queen Victoria zeigte auch andere Seiten: Sie vergrößerte ihr Reich durch geschicktes Politisieren und die gezielte Verheiratung ihrer Kinder; ihren Willen gegenüber ihren Premierministern konnte sie durchaus durchsetzen. Sie nahm zwar selten an öffentlichen Anlässen teil, aber privat war sie wohl doch kein Kind von Traurigkeit, wie ihre enge Verbindung zu ihrem Diener und ständigen Begleiter John Brown erahnen lässt. –
Heutige, rückwirkende Analysen der Symptomatik lassen auf postpartale Depressionen nach den Geburten ihrer neun Kinder schließen und legen die Vermutung nahe, dass bei ihr eine Veranlagung zu Depressionen vorlag.[5]

Ob belastende Lebensereignisse in eine Depression führen, hängt von verschiedenen Faktoren ab: ein wenig von der genetischen Veranlagung, stark von früheren Lernerfahrungen und – nicht unerheblich – von der Unterstützung in Partnerschaft, Familie und sozialem Umfeld!

Doch zunächst zum »normalen« Verlauf der Trauer. Die folgenden Trauerphasen wurden von Verena Kast beschrieben:[6]

1. Die Phase des Nicht-wahrhaben-Wollens, die oft auch als Phase der Empfindungslosigkeit erscheint. Die Erstarrung dient

wahrscheinlich der Bewältigung eines zu starken Gefühls, mit dem noch nicht anders umgegangen werden kann.

2. Die Phase der aufbrechenden Emotionen wie Zorn und Wut, manchmal auch Angst, im Wechsel mit tiefer Niedergeschlagenheit. Die emotionalen Reaktionen, die in dieser Phase aufbrechen, scheinen den emotionalen Reaktionsweisen des Trauernden zu entsprechen, die schon vor dem Verlust vorherrschend waren.
3. Die Phase des Suchens und Sich-Trennens. Das Suchen kann als Versuch gewertet werden, alte Gewohnheiten zu bewahren und sich einer Veränderung zu widersetzen. Die immer wieder notwendige Erkenntnis, doch einen Verlust erlitten zu haben, wirft den Trauernden auf sich zurück und fördert die Einsicht, sich trennen zu müssen. Ein Beispiel für die Phase des Suchens sind die Zwiegespräche, die Trauernde häufig mit dem verlorenen Menschen führen.
4. Die Phase des neuen Selbst- und Weltbezugs.

Die sogenannte Trauerarbeit hat – entsprechend den vier Phasen – vier Aufgaben zu erfüllen: den Verlust als Realität akzeptieren; den Trauerschmerz zulassen; sich anpassen an eine Umwelt, in der der Verstorbene fehlt; emotionale Energie abziehen und in eine andere Beziehung investieren. In allen Phasen kann der Trauerprozess »steckenbleiben« oder sich aufschaukeln, was von manchen Fachleuten als »komplizierte Trauer« bezeichnet wird. Sehr häufig wird man in solchen Fällen auf frühe Lernerfahrungen stoßen, die den Weg in die verlängerte Trauer und in die Depression bahnen.

Frau C. und die Trennung vom Partner – Teil 1 (Teil 2 folgt auf S. 82)

Die 42-jährige Frau C., deren Partner sie wegen einer anderen Frau verlassen hat, trauert unendlich und grübelt zwanghaft über den Verlust des Liebespartners nach. In der Therapie stellt sich heraus, dass sie bereits als Kind ihre Eltern durch Scheidung und Neuverheiratung »verloren« hatte und als Schülerin wegen rebellischen Verhaltens von drei Schulen geflogen war. Die Therapie zielt nun zunächst darauf ab, die alten Verletzungen ausheilen zu lassen, indem Erklärungen für das Verhalten der Eltern gefunden und die rebellischen Aktionen neu bewertet werden. Mithilfe der Therapie gelingt es der jungen Frau, zeitweise die Perspektive ihrer Eltern einzunehmen und die Widersprüchlichkeit des eigenen Verhaltens zu erkennen (»Habt mich lieb, obwohl ich so unmöglich bin«).

Frau S. nach dem Suizid des Sohnes

Frau S. leidet seit dem Suizid ihres damals 22-jährigen Sohnes vor sechs Jahren unter depressiven Verstimmungen und heftigen Kopfschmerzen, die eine große Behinderung im Alltag darstellen. Immer wieder fehlt sie wegen der Kopfschmerzen bei der Arbeit als Rechtsanwaltsgehilfin, und bei Freizeitaktivitäten mit ihrem Mann oder mit Freunden fällt sie oft ganz kurzfristig aus. Sie hat eine Vielzahl von Abklärungen und Therapieversuchen hinter sich. Ihre Ärzte scheinen längst die Geduld verloren zu haben, da nichts wirklich hilft.

Aus der Familiengeschichte ist zu erfahren: Ihre alkoholkranke Mutter hat nach ihr noch drei weitere Kinder bekommen. Die jüngeren Geschwister sind in Pflegefamilien aufgewachsen, nur sie ist bei der Mutter geblieben. Die Mutter hat mehrmals versucht, sich das Leben zu nehmen, und ist meist von ihr, der Tochter, gerettet worden. Bereits damals haben sich eine Art Daueranspannung und eine fortwährende Alarmbereitschaft entwickelt. Durch die Sorge um die Mutter ist es zu einer Rollenumkehr gekommen, und sie ist sehr früh selbstständig geworden. Aber erst mit 24 Jahren hat sie es gewagt, von zu Hause wegzugehen.

Bei beiden Beispielen sehen wir, dass die Auslöser für die Depression (und im zweiten Beispiel für die körperlichen Beschwerden) zwar klar auf der Hand liegen, dass aber frühe Lernerfahrungen die verlängerte Reaktion auf die auslösenden Ereignisse erklären können.

Für den Umgang mit der Depression, sei es im Alltag, sei es in der Therapie, ist es also von Bedeutung, *welcher* der drei Ausgangspunkte *wie* wichtig erscheint. Eine mindestens ebenso spannende Frage ist aber, wie es der Mehrheit der Menschen gelingt, trotz genetischer Belastung, trotz früher problematischer Lernerfahrungen und trotz belastender Lebensereignisse *nicht* depressiv zu werden. Mit dieser Frage befassen sich die Konzepte der Salutogenese und der Resilienz. Da beide auch in der Therapie depressiver Menschen eine große Rolle spielen, werden sie im Abschnitt »Hat Depression einen Sinn?« (S. 78) noch ausführlicher vorgestellt.

Im folgenden Abschnitt geht es um ein belastendes Lebensereignis, das gemeinhin als freudiges Ereignis bezeichnet wird, was aber gerade dadurch für die Betroffenen zusätzlich zur Belastung werden kann.

Sonderfall: die postpartale Depression – Leid statt Freude

Die sogenannte postpartale Depression (= Depression nach der Entbindung) ist eine Steigerung dessen, was sehr viele Frauen nach der Geburt eines Kindes als »Baby Blues« oder »Heultage« erleben. Der starke Abfall der Östrogene und des Progesterons nach der Geburt wird für den Stimmungseinbruch in den Tagen nach der Geburt verantwortlich gemacht.

Eine postpartale Depression dagegen kann auch noch längere Zeit nach der Geburt entstehen, ist dann also nicht mehr auf die hormonellen Veränderungen unmittelbar nach der Geburt zurückzuführen. Die Entwicklung ist oft schleichend. 10 bis 20 Prozent der Mütter sind betroffen, aber auch 4 Prozent der Väter. Das Risiko, eine postpartale Depression zu entwickeln, ist erhöht, wenn schon vor der Schwangerschaft Depressionen, Angst- oder Zwangserkrankungen bestanden, wenn traumatische Erlebnisse in der Vorgeschichte vorliegen und wenn finanzielle Sorgen, soziale Isolation oder eine schlechte Partnerschaft den Alltag belasten.

Neben den bereits beschriebenen Kennzeichen einer Depression ist bei einer postpartalen Depression häufig zu sehen, dass die betroffene Mutter ihrem Kind sehr zwiespältig gegenübersteht. Zeitweise kann sie überängstlich und besorgt sein, zeitweise auch teilnahmslos, zeitweise sehr reizbar. Die Angst kann sich bis zur Panikattacke steigern, die Teilnahmslosigkeit kann zur Vernachlässigung des kleinen Kindes führen, die Reizbarkeit kann in kaum beherrschte Aggression münden.

Bei etwa der Hälfte der Frauen mit postpartaler Depression treten Zwangsgedanken auf; so hat die betroffene Mutter z. B. den plötzlichen, sich aufdrängenden Gedanken oder Impuls, sie müsse dem Neugeborenen etwas antun. Meist sind solche Zwangsgedanken und -impulse unangenehm und schwer beiseitezuschieben, werden jedoch nicht in die Tat umgesetzt. Sie können aber dazu führen, dass bestimmte Handlungen (z. B. Baden des Babys) vermieden werden oder dass gedankliche oder handfeste Rituale entwickelt werden, um die Zwangsgedanken zu bannen.

Ernsthafte Tötungsgedanken, die sich auf die Mutter selbst, das Kind und/oder andere Familienmitglieder beziehen, sind besonders beunruhigend und müssen, je nach Schweregrad, auch tatsächlich sehr ernst genommen werden. Zwar ist die Kindstötung durch depressive Mütter extrem selten, aber die Gefahr des Suizids ist durchaus groß und muss durch professionelle Behandlung und Betreuung aufgefangen werden.

Auch bei der postpartalen Depression sind die Wege in die Depression und die Wege aus ihr heraus vielfältig. Veranlagung, frühere Erfahrungen, soziale Situation, Hormonumstellung nach der Geburt und aktuelle Belastungen spielen zusammen und müssen auch in der Behandlung zusammen angegangen werden. Hinzu kommt, dass die überzogenen Vorstellungen vom Mutterglück bei gleichzeitiger fehlender Unterstützung in unserer Gesellschaft anscheinend Enttäuschung und das Gefühl, versagt zu haben, bis hin zur Depression, vorprogrammieren. In vielen anderen Ländern gibt es das Phänomen der postpartalen Depression jedenfalls nicht.

Die Häufigkeit von Depressionen und was unsere Umwelt damit zu tun hat

Depressionen werden als die Zeitkrankheit bezeichnet. Beschleunigung und Stress werden mit dafür verantwortlich gemacht, dass die Häufigkeit der Depression zunimmt. Doch dazu später.

Auf verschiedene Arten kann erfasst werden, wie viele Menschen in einem bestimmten Land oder in einer bestimmten Region an Depressionen leiden: Man kann Bevölkerungsbefragungen durchführen und erfasst damit, wie beeinträchtigt und krank die Befragten sich fühlen, oder man kann eine repräsentative Stichprobe der Bevölkerung von Fachpersonen untersuchen lassen und damit erheben, wie groß der Anteil der Betroffenen ist, wenn man die üblichen Diagnosekriterien anwendet. Als dritte Möglichkeit kann man erfassen, wie viele Personen wegen welcher Beschwerden den Arzt aufsuchen.[7]

Im Falle der Depressionen wird man mit den drei Arten der Erfassung ein pyramidenartiges Ergebnis bekommen. Während sich bis zu 50 Prozent der Bevölkerung – in Deutschland, aber auch in der Schweiz – schon phasenweise psychisch beeinträchtigt gefühlt haben, sind es mit dem diagnostischen Blick der Fachperson von außen immerhin noch 25 Prozent, die im Laufe ihres Lebens mindestens einmal an einer Depression erkranken. Die Quoten derer, die sich wegen einer Depression tatsächlich in Behandlung begeben, sind dagegen mit 5 Prozent für ambulante Behandlungen und 1 Prozent für Klinikbehandlungen wesentlich kleiner. Das liegt zu einem Teil daran, dass Depressionen oft nicht erkannt werden und mit körperlichen Krankheiten verwechselt werden. Zum anderen ist der Grund für die seltenen Behandlungen von Depressionen, dass die Betroffenen keine professionelle Hilfe suchen. Vor allem Männer haben damit oft Probleme; sie greifen stattdessen lieber zu anderen Mitteln, und nicht selten zu Alkohol.

In Deutschland wurde 1998 eine große Erhebung zur psychischen Gesundheit an mehreren tausend Teilnehmern im Alter von 18 bis 65 Jahren durchgeführt. Geschultes Personal führte ein Interview durch, und anschließend wurden die Antworten nach Schweregrad eingeteilt. Die Ergebnisse:

- 15% der Frauen und 8% der Männer im Alter von 18 bis 65 Jahren waren innerhalb der letzten 12 Monate von einer depressiven Störung betroffen.
- Die Zahl derjenigen, die irgendwann im Laufe ihres Lebens an einer Depression erkranken, ist noch weitaus größer: Sie liegt bei 19 Prozent (Frauen: 25 Prozent, Männer: 12 Prozent).
- Bei Frauen kommt es etwas häufiger zu wiederholten Episoden als nur zu einzelnen depressiven Episoden, bei Männern ist es umgekehrt.
- In der Altersgruppe 40 bis 49 Jahre gab es – bei Männern wie bei Frauen – die höchsten Werte.
- Weil die betagten und hochbetagten Menschen in diese Erhebung nicht mit eingeschlossen waren, sind die genannten Zahlen eher zu niedrig.
- In einer telefonischen Befragung (2014/2015) berichteten 8% der Befragten, sie hätten im vergangenen Jahr an einer diagnostizierten Depression gelitten.[8]

Die Schweizerische Gesundheitsbefragung aus dem Jahr 2002[9] zeigt: Über den Zeitraum von einem Jahr weisen 5 Prozent der Bevölkerung Symptome einer ernsthaften depressiven Störung auf. Im Laufe eines Jahres sind 4 Prozent der Männer und 6 Prozent der Frauen aufgrund psychischer Probleme in Behandlung. Am häufigsten werden solche Behandlungen von Personen im erwerbsfähigen Alter, d. h. zwischen 25 und 64 Jahren, in Anspruch genommen.

Die Depression ist oft nicht die einzige psychische Störung. Zu den häufigsten Begleiterscheinungen der Depression gehört die Angst, und zwar in allen möglichen Formen: als Panikstörung, Phobie oder generalisierte Angststörung. Die Angst ist oft zuerst da und gilt deshalb als primäre Störung, während die Depression dann als Folge der Angststörung hinzukommt. Aber auch Schmerzstörungen und Suchterkrankungen können parallel zur Depression auftreten, wobei hier meist nicht klar ist, was zuerst da war.

Bei gesundheitlichen Beschwerden sucht man im Allgemeinen zuerst den Hausarzt oder die Hausärztin auf. Er oder sie hat also eine besondere Rolle, wenn es um das Erkennen einer depressiven Erkrankung und die Einleitung aller weiteren Behandlungen geht. Die Diagnose einer Depression in der hausärztlichen Praxis ist allerdings mit einigen Schwierigkeiten verbunden, denn viele Patientinnen und Patienten schildern vorrangig körperliche Symptome; psychische Probleme und Beschwerden werden selten offen angesprochen. Eine behandlungsbedürftige Depression zu erkennen, ist unter diesen Umständen schwierig. So zeigen denn auch Erhebungen der WHO in Deutschland, dass an jedem beliebigen Stichtag etwa 10 Prozent der Patientinnen und Patienten in den Hausarztpraxen an einer depressiven Episode litten, aber nur 55 Prozent der Betroffenen bekamen die Diagnose »Depression«.

Depressionen bei alten Menschen werden zum einen, wie schon gesagt, häufig nicht erkannt, zum anderen sind sie ein spezifisches Problem. Das Alter ist eine Lebensphase, die von besonders vielen Umbrüchen gekennzeichnet ist: Die gleichaltrigen Angehörigen und Freunde sterben nach und nach, vielleicht ist auch der Lebenspartner bereits verstorben; die Kräfte und die Gesundheit lassen nach; vieles im Leben scheint eher bergab als bergauf zu gehen. Das Gedächtnis lässt nach, manche körperliche Beschwerden verringern die Aktivität und die Beweglichkeit, vielleicht schwinden die Lebensfreude und die Auffassung, dass das Leben einen Sinn hat. Es ist schwer zu sagen, auch für Fachleute, was davon dem natürlichen Verlauf des Älterwerdens zugeschrieben werden kann, was Folge des Alleinseins ist, was Depression und was vielleicht bereits Abbauprozesse des Gehirns sind. Obwohl man bei Anlegen strenger Kriterien nicht zu dem Ergebnis kommt, dass Depressionen im Alter häufiger werden, ist Fakt, dass in Altenheimen ein sehr hoher Prozentsatz der Bewohner unter Depressionen leidet und dass sich alte Menschen häufiger das Leben nehmen. Deshalb ist nicht nur jede und jeder von uns gefordert, dafür zu sorgen, dass es weniger einsame alte Menschen gibt – auch Politik und Gesellschaft müssen sich dringend darauf einstellen, dass es schon bald sehr viel mehr alte Menschen geben wird.

Eine der großen gesellschaftlichen Fragen ist, ob die Depressionen eigentlich zu den Zivilisationskrankheiten gehören, die unter bestimmten Umständen drastisch zunehmen. Im Falle der Depressionen sind es Zeitnot und Stress, Druck am Arbeitsplatz und Mobilität, der Zerfall der Familie und die Vereinsamung vieler Menschen, die für einen Anstieg der Häufigkeit verantwortlich gemacht werden. Noch sind sich die Gesundheitsexperten jedoch gar nicht einig, ob die Depression häufiger wird.

An dieser Stelle ist es angebracht, ein paar Worte über Burn-out zu verlieren. Ein Burn-out ist eine Störung, die von Menschen, die im Arbeitsleben stehen, eher akzeptiert wird als eine Depression. Mit einem Burn-out verbindet jeder, der davon hört, dass der oder die Betroffene zu viel gearbeitet hat. Das gilt als durchaus verdienstvoll. Mit der Depression dagegen verbinden viele leider immer noch persönliche Schwäche und Versagen, und darüber spricht man nicht. Für die Menschen, die professionell mit psychisch beeinträchtigten Menschen umgehen, ist Burn-out der Prozess, der in eine Depression führt: Erst brennt der Betroffene für seine Arbeit, dann brennt er aus, am Ende ist er ausgebrannt.

Obwohl von einer so entstandenen Depression die Familie auch sehr stark betroffen ist, kommt dem Arbeitgeber hier eine besondere Bedeutung zu. Die Arbeitsplätze müssten, noch bevor jemand krank wird, so beschaffen sein, dass die Arbeitsbelastung mengenmäßig und qualitativ weder zu hoch noch zu niedrig ist und dass Einsatz und Ertrag (nicht nur Lohn, sondern auch Anerkennung) in einem guten Verhältnis stehen. Wenn aber ein Mitarbeiter, eine Mitarbeiterin krank geworden ist, muss spätestens bei Rückkehr aus dem Krankenstand am Arbeitsplatz einiges verändert werden. Daneben muss natürlich auch die zurückkehrende Person an ihrem Verhalten einiges ändern.

Depressionen durch Über- oder auch Unterforderung und mangelnde Anerkennung gibt es nicht nur in der Arbeitswelt – hier dürfen die Mütter und Hausfrauen nicht vergessen werden. Immerhin ist bei den 40- bis 49-jährigen Frauen die Depressionsrate am höchsten. Die Kinder sind vielleicht gerade aus dem Gröbsten heraus, die Ehe oder Partnerschaft kriselt unter Umständen oder ist sogar zerbrochen, der Anschluss an die Arbeitswelt ist vielleicht verloren gegangen oder frau ist mit niedrigem Lohn und Status wieder eingestiegen.

Wie Männer und Frauen, Partner und Partnerinnen sich in solchen oder ähnlichen Situationen unterstützen können, davon wird im nächsten Kapitel die Rede sein. Wenn über die Ursachen der Depression diskutiert wird, ist es jedenfalls weder sinnvoll, die Verantwortung ganz in der Gesellschaft oder beim Arbeitgeber zu sehen, noch ist es gut, die Schuld ganz sich selbst und der Partnerin oder dem Partner zuzuschreiben. Es braucht immer beides – die Veränderung der Verhältnisse und die Veränderung des eigenen Verhaltens.

Wann wird es gefährlich?

Ich spreche im Folgenden von Suizid (Selbsttötung) und nicht von Selbstmord, auch nicht von Freitod, denn dem Suizid fehlt zu einem Mord das niedere Motiv, zu einem Freitod meist der wirklich freie Wille.

Verschiedene Länder haben unterschiedliche Suizidraten. In Deutschland gibt es mit etwa 11 Suiziden pro 100 000 Einwohnern pro Jahr durchschnittliche Werte, in der Schweiz und in Österreich jeweils mit etwa 19 auf 100 000 überdurchschnittlich hohe Raten. Es wird geschätzt, dass auf jeden vollendeten Suizid 10 bis 20 Suizidversuche kommen. Weil Männer eher die »harten Methoden« wie Erhängen, Erschießen und Sprung aus großer Höhe wählen, während Frauen am häufigsten zu Medikamenten greifen (und dann manchmal noch gerettet werden können), vollenden Männer zu einem höheren Anteil den Suizid als Frauen.

Die Suizidraten sind seit Ende des Zweiten Weltkriegs in den meisten Ländern recht kontinuierlich gesunken. Ausnahmen sind in manchen Ländern zu finden und werden teilweise durch Nachahmungseffekte erklärt. Die Wirkung von öffentlich bekannt gewordenen Suiziden ist seit langem bekannt und wird »Werther-Effekt« genannt, seit Goethes Roman *Die Leiden des jungen Werther* den Suizid eines jungen Mannes nach einer unglücklichen Liebe geschildert und eine wahre Epidemie an Suiziden nach sich gezogen hat.

Dass die Suizidraten abnehmen, wird zum einen auf die höhere Aufmerksamkeit der Umgebung und der Fachleute für Suizidgefährdete zurückgeführt, zum anderen darauf, dass es heutzutage nicht mehr so stigmatisierend ist, sich zu seiner Depression zu bekennen. Und wie schon gesagt: Depressionen stellen eine der wichtigsten Ursachen für Suizide dar. Doch der Suizid von Robert Enke zum Beispiel zeigt, dass in der Gesellschaft immer noch viel zu tun ist, um den empfundenen Makel einer psychischen Erkrankung zu mildern. Was für den Fußball-Torwart galt, gilt sicher auch für viele andere Menschen: Eine Depression wird nicht gerne eingestanden, weil die betroffene Person in Sorge ist, dass dadurch ihr Image als starke, unbesiegbare, tüchtige Persönlichkeit leiden könnte.

Was bedeuten nun diese Statistiken, die Nachahmungsgefahr und die Angst vor Stigmatisierung für Sie als Partnerin oder Partner eines depressiven Menschen? Zunächst nur so viel: Das Risiko von Suizidversuchen und Suiziden ist bei einer Depression erhöht, es erhöht sich weiter, wenn es Suizide im näheren sozialen Umfeld gegeben hat oder in den Medien darüber berichtet wurde, und es ist nicht einfach, die Scham zu überwinden und sich von Fachleuten helfen zu lassen. Letzteres gilt zwar nicht nur für Depressionen, sondern auch bei anderen psychischen Erkrankungen, aber bei Depressionen, die mit Suizidgefahr einhergehen, kann Hilfe von außen plötzlich überlebenswichtig werden.

Als Partnerin oder Partner sollten Sie sich zwar nicht allein dafür verantwortlich fühlen, die Suizidalität zu erkennen und darauf zu reagieren, indem Sie Hilfe holen. Aber Sie sind nun mal am nächsten dran, und deshalb ist es wichtig, dass Sie ungefähr einschätzen können, wann es wirklich gefährlich wird. Und wenn Sie für sich entschieden haben sollten, dass es tatsächlich zu gefährlich ist, weiter zu versuchen, ohne Hilfe mit Ihrem Partner oder Ihrer Partnerin allein zurechtzukommen, ist es unter Umständen recht schwierig und vielleicht sogar gegen den Willen Ihres Partners /

Ihrer Partnerin nötig, Hilfe zu organisieren. Hier wird Ihnen dieses Buch auf S. 50ff. einige Hinweise geben.

Doch zunächst zu einer groben Einteilung der Umstände, bei denen Sie abwägen müssen, wie gefährlich die Situation ist:

- *Verzweiflung.* Wenn Ihr Partner oder Ihre Partnerin in heller Aufregung oder tiefer Verzweiflung darüber ist, dass das Leben nicht gelingt, die Schulden wachsen oder die Konflikte am Arbeitsplatz unlösbar erscheinen, und keinen Ausweg aus der Situation sieht, wird es gefährlich. Sie können möglicherweise spüren, ob das Gegengewicht, nämlich die Liebe zu Ihnen, den Kindern und zu den (früheren) Freuden des Lebens, stark genug ist.
- *Negative Bilanz.* Wenn Ihre Partnerin oder Ihr Partner in einem depressiven Tief, vielleicht aber auch ganz nüchtern und sachlich, Bilanz zieht und das Negative für überwiegend hält, ist es sogar besonders gefährlich, denn bei großer Klarheit des Denkens fällt auch die Planung eines Suizids erschreckend nüchtern und effizient aus. Ihr Partner oder Ihre Partnerin wird Ihnen in diesem Fall kaum explizit sagen, wie ernst die Lage ist.
- *Eingebung und innere Stimmen.* Wenn Ihre Partnerin oder Ihr Partner von Stimmen beeinflusst wird, die ihr oder ihm sagen, nichts wert zu sein und sich doch am besten gleich umzubringen, ist es besonders gefährlich. Wenn Sie von solchen Stimmen erfahren, können Sie recht gut einschätzen, wie gefährlich die Situation ist. Holen Sie aber auf jeden Fall Hilfe, denn die »Forderungen« der Stimmen können sich innerhalb kurzer Zeit verändern!
- *Nachfolgen wollen.* Wenn es in der näheren Umgebung einen Suizid gegeben hat und der-/diejenige in einer vergleichbaren Situation gewesen war oder wenn in den Medien von einer Selbsttötung berichtet wurde, womöglich noch mit detaillierter Schilderung der Methode, dann wird es gefährlich. Sie haben vielleicht die Chance zu erfahren, ob schon konkrete Pläne bestehen.

Es mag seltsam erscheinen, dass viele Menschen mit Depressionen gerade dann Suizidversuche unternehmen, wenn es ihnen etwas besser zu gehen scheint. Das ist aber gut zu erklären: In der tiefsten Depression fehlen der Antrieb und die Energie, den Suizid zu planen und zu organisieren. Wenn dann, etwa durch antriebssteigernde Antidepressiva, der Antrieb wieder verbessert ist, die Stimmung aber immer noch »hinterherhinkt«, ist das Risiko groß, dass ein vielleicht schon länger gehegter Plan auch wirklich umgesetzt wird.

Das Risiko einzuschätzen und rechtzeitig Hilfe zu holen, ist im wahrsten Sinne des Wortes eine lebenswichtige Aufgabe für Sie. Es gibt die mehr oder weniger »objektiven« Risikofaktoren (früherer Suizidversuch, konkrete Planung, Wahl einer sicher wirksamen und verfügbaren Methode) und die »weicheren« Warnzeichen, die ebenfalls auf ein erhöhtes Risiko hinweisen und auf die ich gleich noch näher eingehen werde. Trotzdem gibt es keine sicheren Vorhersagen. Sie können nur auf die Warnzeichen achten, sich auf die Möglichkeit eines Suizidversuches einstellen, schon mal das Einholen von Hilfe vorausplanen und Ihre Chancen, das Thema anzusprechen und gemeinsam Auswege zu suchen, ständig ausloten.

Warnzeichen und Risikofaktoren

- *Äußerungen über die Absicht, das Leben zu beenden.* Nehmen Sie solche Äußerungen unbedingt ernst! Die alte Regel, dass jemand, der über Suizid redet, es bestimmt nicht tut, ist schlichtweg falsch. Richtig ist vielmehr, dass viele Suizide vorher angekündigt werden. Richtig ist aber auch, dass darüber zu reden dem Betroffenen helfen kann. Sie brauchen dabei keine Angst zu haben, dass Sie durch das Thematisieren die Idee, sich das Leben zu nehmen, noch verstärken könnten. Manche Betroffene sagen, sie würden am liebsten einschlafen und nie wieder aufwachen; sofern sie sich nicht gleichzeitig vorstellen können, selbst Hand anzulegen, ist das Risiko eher gering.
- *Konkrete Pläne.* Wenn jemand konkrete Pläne hat, wie eine Selbsttötung ablaufen könnte, und die Methode verfügbar ist oder sogar schon vorbereitet wird, ist die allerhöchste Alarmstufe angezeigt. Aber Vorsicht: Auch ohne konkrete Pläne, einfach aus Verzweiflung heraus, kann viel passieren – nur hoffentlich dann weniger effizient.
- *Es schon einmal versucht haben.* Frühere, fehlgeschlagene Suizidversuche erhöhen das Risiko enorm. Beim zweiten Versuch ist die Wahrscheinlichkeit, dass der Suizid vollendet wird, sehr viel größer als noch beim ersten Versuch.

- *Extreme Hoffnungs- und Ausweglosigkeit.* Wenn keinerlei Versuche mehr gemacht werden, noch Lösungen für Probleme oder Auswege aus verfahrenen Situationen zu finden, und nur noch geäußert wird: »Es hat doch alles keinen Sinn mehr«, sollten Sie sehr aufpassen.
- *Plötzliche Stimmungs- und Verhaltensänderungen.* Werden Sie hellhörig, wenn Ihr Partner / Ihre Partnerin plötzlich aus dem Zustand der Apathie aufwacht und mehr Energie zeigt oder wenn aus tiefer Verzweiflung plötzlich Gelassenheit wird – dann hat er oder sie sich vielleicht zum Suizid entschieden und empfindet das als Erleichterung; oder wenn etwas, das Ihrer Partnerin / Ihrem Partner vorher sehr wichtig war, plötzlich keine Bedeutung mehr hat – auch das kann ein Hinweis darauf sein, dass die Entscheidung gefallen ist.
- *Erledigen wichtiger Angelegenheiten.* Wenn der oder die Betroffene Dinge von großer persönlicher Bedeutung verschenkt, Papiere ordnet, den Nachlass regelt – dann seien Sie sehr aufmerksam.
- *Plötzlicher, extremer Rückzug von nahestehenden Menschen.* Rückzug gehört zu den häufigen Symptomen der Depression, doch wenn er sich plötzlich verstärkt, kann dies ein Warnzeichen sein. Die oder der Betroffene schottet sich vielleicht ab, um sich und den anderen dadurch den Abschied zu erleichtern.
- *Selbstgefährdendes Verhalten.* So mancher Autounfall ist wahrscheinlich ein Suizid. Riskantes, zu schnelles Fahren ist die Vorstufe davon. Aber auch das Herumspielen mit gefährlichen Gegenständen, Balancieren an einem Abgrund, gesteigerter Alkoholkonsum (sich Mut antrinken!) gehören zur Selbstgefährdung. Es scheint dem oder der Betroffenen egal zu sein, wie es ausgeht.

Spätestens jetzt, wo Sie die Warnzeichen wahrgenommen haben und die Gefahr als hoch einschätzen, sollten Sie Ihre Partnerin bzw. Ihren Partner darauf ansprechen:

- dass Sie wahrnehmen, wie verzweifelt oder bilanzierend oder lebensmüde sie/er ist,
- ob sie/er schon einmal daran gedacht habe, sich das Leben zu nehmen,
- dass Sie sich große Sorgen um ihr/sein Leib und Leben machen,

- dass Sie wissen möchten, was ihre/seine Pläne sind, und – falls Sie nicht das glaubwürdige Versprechen erhalten, dass sie/er sich nichts antun wird –
- dass Sie nun, um ihres/seines Wohlergehens willen und um selbst von der Verantwortung entlastet zu werden, professionelle Hilfe holen werden.

Es hat sich bewährt, dieses bedrohliche Thema auf eine ruhige und nicht dramatische Art anzusprechen. Natürlich sind Sie in Angst und Sorge, aber versuchen Sie, möglichst genau herauszufinden, was los ist – und das gelingt besser, wenn Sie ruhig bleiben.

Für frischgebackene Väter, deren Partnerin an einer postpartalen Depression zu leiden scheint, sind zum Schutz des Kindes noch zusätzlich einige Hinweise zu beachten. Wenn Ihre Frau eines der folgenden Symptome zeigt, sollten Sie sofort professionelle Hilfe holen und sie nicht mehr mit dem Baby allein lassen:[10]

Ihre Partnerin

- kümmert sich nicht mehr um das Kind,
- sagt, dass es besser wäre, wenn sie nicht mehr leben würde,
- redet von Suizid,
- ist zeitweise verwirrt,
- wirkt wie erstarrt,
- hat panische Angst, die nicht zu erklären ist.

Wenn Sie nun also erkannt haben, dass Sie Hilfe holen müssen, kommt das gar nicht einfach zu lösende Problem, Ihre Partnerin / Ihren Partner in die Therapie zu bringen. Sie sollten Ihre Hausärztin oder einen Psychiater einschalten, und wenn sie oder er die Lage ebenfalls als sehr ernst einschätzt, kann es passieren, dass es zu einer Einweisung in eine psychiatrische Klinik kommt. Möglicherweise wird Ihre Partnerin, Ihr Partner Ihnen das später vorwerfen. Meist wird es aber, wiederum einige Zeit später, ihr bzw. ihm klar werden, dass Sie so handeln mussten. Nicht selten sind Betroffene sogar dankbar, dass ihre Angehörigen das Heft in die Hand genommen haben.

Wenn die Einweisung gegen den Willen Ihres Angehörigen erfolgen muss, kommt in Deutschland das »Psychisch-Kranken-Gesetz« (PsychKG), in manchen Bundesländern auch »Unterbringungs- oder Freiheitsentziehungsgesetz« genannt, zum Zuge. In der Schweiz ist die »Fürsorgerische Unterbringung«, in Österreich die »Unterbringung« das entsprechende Verfahren. Üblicherweise muss für eine zwangsweise Unterbringung in einer Psychiatrie von einem Arzt oder einer Ärztin eine schwerwiegende psychische Störung diagnostiziert worden sein und eine Eigengefährdung (z. B. Suizidversuch oder -drohung) oder Fremdgefährdung (Bedrohung oder Schädigung von anderen) belegt werden. Nach der Aufnahme in eine Klinik auf einer solchen rechtlichen Grundlage muss innerhalb einer festgelegten Frist gerichtlich über die Unterbringung entschieden werden. Die Unterbringung ist immer zeitlich begrenzt.

Sobald Fachleute eingeschaltet sind, können Sie einen großen Teil der Verantwortung abgeben; das wird auch Sie entlasten. Nun sind die professionellen Helfer dafür verantwortlich, die Gefahr für Leib und Leben einzuschätzen, die nötigen Schutzmaßnahmen zu organisieren und die Behandlung zu beginnen oder eine schon laufende Therapie fortzusetzen.

Bestehen Sie aber darauf, dass Sie von der Klinik laufend informiert und einbezogen werden. Gerade wenn Sie eine Einweisung befürwortet oder sogar vorangetrieben haben, gibt es viel zu besprechen und zu klären. Das Klinikpersonal muss Ihnen dabei helfen, indem es Sie zum Beispiel darüber informiert, wann die Stimmung sich wieder aufhellt, wie Ihr Partner, Ihre Partnerin die Umstände der Einweisung inzwischen beurteilt und ob es dazu noch offene Fragen gibt.

Hilfen bei Depressionen

In diesem Kapitel stehen die Hilfen im Zentrum, die es bei Depressionen gibt. Neben der Tatsache, dass Sie als Partnerin oder als Partner die meiste Zeit über die allerwichtigste Unterstützung sind, gibt es Zeiten und Situationen, in denen Ihre Hilfe nicht ausreicht. Darum geht es hier.

Hilfen von außen gibt es in allen Abstufungen – von der Selbsthilfe bis hin zur stationären Behandlung. Welche Stufe der Hilfe nötig und passend ist, hängt von vielen Faktoren ab: in erster Linie von der Schwere der Depression, sehr stark aber auch von den Rahmenbedingungen rings um Sie und Ihren Partner, Ihre Partnerin herum. Wenn Sie zum Beispiel in einem abgelegenen Dorf wohnen, kann es sein, dass die nächsten Hilfsangebote zu weit entfernt sind, als dass Ihre Partnerin dort die benötigte regelmäßige Unterstützung bekommen könnte, und dann kann es sein, dass Sie sich gemeinsam doch für einen Klinikaufenthalt entscheiden. Oder Sie wohnen in einer Großstadt, und es tut Ihrer Partnerin gerade gut, die Ruhe und Abgeschiedenheit einer Klinik aufzusuchen. Oder Ihr Partner findet eine Selbsthilfegruppe in der Nähe, die ihn so gut unterstützt, dass er keine Psychotherapie braucht. Oder Ihr Partner hat den Eindruck, dass die Depression mit schwierigen Erfahrungen in seiner Lebensgeschichte zusammenhängt und sucht eine längerfristige Psychotherapie auf.

Die Depressions- und Therapieforschung befasst sich seit vielen Jahren mit der Frage, was wann am besten wirkt. Aus den Forschungsergebnissen wurden Leitlinien abgeleitet, die von den Psychotherapeutinnen und -therapeuten, in den Facharztpraxen und in den psychiatrischen/psychosomatischen Kliniken weitgehend beachtet werden. Im Folgenden nehme ich mehrfach auf diese Leitlinien Bezug. Wichtig ist aber, dass auch die besterforschte Leitlinie keine absolut sicheren Anhaltspunkte dafür liefert, was genau wann zu tun ist, sondern dass immer erst die sorgfältige Einschätzung der ganz individuellen Situation zu einer Entscheidung führen kann. Der Patient, die Patientin und Sie als Angehörige/r sollten in diese Entscheidungen der Fachleute immer mit einbezogen werden.

Die Hilfen von außen beschreibe ich im Folgenden in der Reihenfolge von leicht zu schwer, von niedrig- zu hochschwellig, und so beginne ich zunächst mit der Selbsthilfe und komme dann zur Therapie.

Wie und wann funktioniert Selbsthilfe?

In allen größeren Städten gibt es Selbsthilfegruppen für Betroffene und auch für Angehörige. Für Betroffene ist die Teilnahme an einer solchen Gruppe dann besonders hilfreich, wenn die Selbstaktivierung für die individuelle Selbsthilfe, die allein durchgeführt wird, nicht aufgebracht werden kann. Für Angehörige bietet die Teilnahme an einer Angehörigen-Selbsthilfegruppe ebenfalls eine Vielzahl von Vorteilen.

Es gibt sehr hilfreiche Anleitungen zur individuellen Selbsthilfe, die in der Regel auf verhaltenstherapeutischen Prinzipien aufbauen (z. B. *Selbsthilfe bei Depressionen* von Gudrun Görlitz, 2010) und eine Vielzahl von interessanten, aktivierenden Übungen anbieten. Es liegt in der Natur der Depression, dass es einerseits schwerfällt, überhaupt aktiv zu werden, dass andererseits aber genau dies heilsam ist und es weiterhin – in der nachträglichen Bewertung – guttut, aktiv geworden zu sein. Wenn es also den Betroffenen gelingt, sich selbst zu helfen, ist das ganz hervorragend.

Wer Schwierigkeiten mit der Selbstaktivierung hat, schließt sich vielleicht lieber einer Selbsthilfegruppe an. Weil sich in einer solchen Gruppe meist Personen in ganz unterschiedlichen Stadien einer Depression befinden, geht es in der Regel nicht allen gleichzeitig und gleichermaßen schlecht, so dass die weniger stark betroffenen den schwerer depressiven Gruppenmitgliedern gut helfen können.

In Selbsthilfegruppen finden Menschen zusammen, die sich mit ähnlichen Fragen und Anliegen beschäftigen. Das können Menschen sein, die selbst von Depression betroffen sind, oder (in anderen Gruppen) Angehörige von depressiven Menschen, die sich zusammenschließen. Die Gruppenmitglieder unterstützen und beraten sich gegenseitig und erarbeiten miteinander Lösungsmöglichkeiten. Die gegenseitige Hilfe basiert auf den persönlichen Erfahrungen der Gruppenmitglieder.

Selbsthilfegruppen sind meistens autonom und entscheiden selbst über Zielsetzungen, Arbeitsweisen und die Aufnahme von neuen Mitgliedern. Die Teilnahme ist kostenlos, abgesehen von geringen Kosten zum Beispiel für die Raumbenutzung. Selbsthilfegruppen werden nicht durch professionelle Fachpersonen geleitet, sind aber auch keine ungeleiteten Gruppen. Sie bestimmen selbst über die Art der Leitung.

Studien belegen die Wirksamkeit von Selbsthilfegruppen bei der Bewältigung von Krankheiten und schwierigen Lebenssituationen. Zu erleben, dass andere Menschen von ähnlichen Problemen betroffen sind, entlastet Betroffene und Angehörige. Selbsthilfegruppen unterstützen aber auch den Aufbau neuer Beziehungsnetze, verbessern den Informationsstand zum Thema Depression und zu Bewältigungsstrategien und fördern einen selbstbewussten und eigenverantwortlichen Umgang mit der Depression. Viele Menschen gewinnen durch die Gruppe neues Selbstvertrauen, Hoffnung und Zuversicht.

Selbsthilfegruppen gibt es in allen größeren Orten. Nähere Informationen, Gruppenlisten und Adressen von Ansprechpersonen finden Sie im Internet unter den Stichwörtern »Selbsthilfe«, »Depression« und dem Ortsnamen. Träger der Kontaktstellen sind teilweise die Landkreise (D) oder Kantone (CH), teilweise auch Vereine wie »Balance« (www.depressionen-selbsthilfe.de) oder »Equilibrium« (www.depressionen.ch). In Österreich finden Sie über den Verein »Hilfe für Angehörige psychisch Erkrankter« (www.hpe.at) Gruppen in Ihrer Gegend.

Wenn eine Therapie notwendig wird

Bei Depressionen, die nicht von vornherein sehr schwer sind und dann nach sofortiger professioneller Hilfe verlangen, ist ein stufenweises Vorgehen angezeigt.

Stufe I – niedrigschwellige Maßnahmen

Bei kurzen und leichteren depressiven Verstimmungen reicht es oft, dass der oder die Betroffene

- sich mit dem Partner, der Partnerin, den Freundinnen und Freunden ausspricht,
- Beratung in einer psychologischen Beratungsstelle sucht,
- sich mit Methoden der Selbsthilfe aus dem Stimmungstief heraushilft,
- sich über Depressionen informiert,
- den Hausarzt nach seiner Einschätzung fragt.

▷ *Wenn sich nach etwa vier Wochen intensiven Bemühens, die Depressionen selbst zu bewältigen, keine Besserung einstellt, braucht der oder die Betroffene professionelle Hilfe! Es sollte jetzt unbedingt der Hausarzt hinzugezogen werden.*

Wenn der Hausarzt
a) die Diagnose einer depressiven Episode stellt, und ansonsten
b) keine Gefahr durch akute Suizidalität besteht, und
c) keine Geschichte von erfolglosen Therapien vorliegt, reichen stützende und beratende Gespräche mit dem Hausarzt oder einer Psychotherapeutin aus. In diesen Gesprächen wird der oder die Betroffene in der Bewältigung der Depression angeleitet und unterstützt.

▷ *Wenn diese Maßnahmen nicht innerhalb von weiteren etwa vier Wochen zu einer Besserung führen, sollte eine spezifische Psychotherapie und/oder medikamentöse Therapie begonnen werden. Denn: Je länger jemand depressive Symptome zeigt, desto unwahrscheinlicher wird eine schnelle Besserung. Rasches Handeln lohnt sich also.*

Stufe II – Akutbehandlung der Depression (stationär oder ambulant)
Sowohl Psychotherapie als auch Antidepressiva führen jeweils bei 60 bis 70 Prozent der Patientinnen und Patienten zu einer Besserung. Am besten wirkt eine Kombination aus medikamentöser Therapie und Psychotherapie.

Ob die Therapie in einer Klinik erfolgen muss oder auch ambulant sein kann, hängt unter anderem von der Einschätzung der Gefährdung ab. Aber auch damit eine sorgfältige Einstellung auf Antidepressiva gewährleistet ist, kann es von Vorteil sein, wenn der oder die Betroffene unter engmaschiger Beobachtung durch Klinikpersonal steht. Außerdem ist das Therapieangebot in einer

Klinik in der Regel so dicht, wie es von zu Hause aus gar nicht organisiert werden kann: Bewegungs-, Musik-, Gestaltungs-, Ergotherapie ergänzen die Psychotherapie – und diese verschiedenen Angebote sind bei Depressionen schon *per se* eine hilfreiche Aktivierung.

Ein gewichtiger Nachteil ist, dass eine in der Klinik begonnene Psychotherapie meist bei Entlassung aus der Klinik beendet und bei einem anderen Arzt oder einer anderen Psychotherapeutin ambulant weitergeführt werden muss. Zudem ist durch eine erfolgreiche Behandlung in der Klinik noch längst nicht garantiert, dass diese Therapieerfolge auf die Situation zu Hause übertragen werden können.

Stufe III – Erhaltungstherapie und Rückfallprophylaxe

Auch wenn die Symptome nun verringert oder gar verschwunden sind, ist eine Weiterführung der Therapie über einige Monate notwendig. Der Therapieerfolg soll ja schließlich aufrechterhalten werden. Nach Absetzen der Medikamente kommt es bei 30 bis 40 Prozent der Patientinnen und Patienten innerhalb eines Jahres zu einem Rückfall oder zu einer erneuten depressiven Episode.

Beim Vergleich der langfristigen Wirkungen von medikamentöser Therapie und Psychotherapie hat sich gezeigt, dass eine solche Erhaltungstherapie bei alleiniger medikamentöser Therapie noch wichtiger ist als bei Psychotherapie. Das ist einleuchtend – denn Psychotherapie geht wahrscheinlich eher an die »Wurzeln« der Depression und hat deshalb einen nachhaltigeren Effekt. Aber gerade deswegen sollte auch eine Psychotherapie nicht zu schnell beendet werden, sondern eher »ausgeschlichen« werden, das heißt in allmählich größer werdenden Abständen stattfinden.

Überblick über die wichtigsten Ansatzpunkte der Depressionsbehandlung[11]

- Niedrigschwellige Maßnahmen
  - Selbst- und Laienhilfe
  - Diagnostik durch eine Fachperson, Selbstbeobachtung, Selbstkontrolle
  - Beratung, stützende Gespräche, Information, Hilfe bei der Bewältigung
  - Kurzfristige psychotherapeutische Maßnahmen

- Akutbehandlung der Depression
  - Medikamentöse Behandlung
  - Psychotherapie einzeln, als Paar oder in der Gruppe
  - Kombination medikamentöser und psychotherapeutischer Behandlung

- Erhaltungstherapien/Rückfallprophylaxe
  - Medikamentöse Erhaltungstherapie
  - Psychotherapeutische Erhaltungstherapie
  - Kombinierte Erhaltungstherapie

Therapien für Menschen mit Depressionen

Die gute Nachricht zuerst: Depression ist behandelbar. Die schlechte Nachricht: Es ist nicht leicht, die richtige Therapeutin, den richtigen Therapeuten zu finden.

Die Therapie mit Medikamenten ist für Betroffene (und Angehörige!) häufig von unerwünschten Nebenwirkungen sowie Sorgen um Abhängigkeit und Persönlichkeitsveränderung begleitet. Das Angebot an Psychotherapien ist riesig und beinahe unüberschaubar. Über beide großen Themen will ich in diesem Abschnitt informieren, damit Sie und Ihre Partnerin, Ihr Partner mit diesem Hintergrundwissen eine Wahl treffen können. Ihnen wird bei der Suche nach einer geeigneten Therapie eine wichtige Rolle zukommen, denn es ist gut möglich, dass Ihre Partnerin bzw. Ihr Partner durch die Depression zu geschwächt ist, um die Initiative zu ergreifen und sich auf die Suche zu machen. Aber auch für Sie wird es wahrscheinlich nicht leicht sein – bedeutet das Aufsuchen therapeutischer Hilfe doch für viele, es allein nicht zu schaffen oder sich sogar eingestehen zu müssen, dass man sich selbst auch ein bisschen schuldig fühlt an der Misere.

▷ *Bringen Sie unbedingt – und lieber früher als später – den Mut auf, Hilfe für Ihre Partnerin oder Ihren Partner und sich selbst zu holen! So wie Ihnen geht es vielen Menschen, und es ist kein Zeichen persönlichen Versagens, wenn man eine Therapie braucht.*

Eine wichtige Bemerkung vorneweg, bevor Sie sich meine Ausführungen über die Unterschiede zwischen den Psychotherapierichtungen – bezogen auf die Behandlung der Depression – durchlesen: Diese Unterschiede äußern sich nur in einem »Mehr-oder-Weniger« an spezifischer Methodik; ein guter Therapeut, eine erfahrene Therapeutin wendet in der Regel Methoden aus verschiedenen Therapierichtungen an. Trotzdem empfiehlt es sich, die Therapeutin danach zu fragen, welche Therapieweiterbildungen sie nach dem Studium absolviert hat. Meist haben Psychotherapeutinnen und -therapeuten nämlich eine bestimmte Grundhaltung, die sie in ihrer Haupttherapierichtung erworben und verfeinert haben und auf deren Boden sie die verschiedenen Methoden einsetzen. Das erste Gespräch sollte unter anderem dazu dienen, dass Sie und vor allem Ihr Partner oder Ihre Partnerin herausfinden, ob diese Grundhaltung und die vorgeschlagene Arbeitsweise Ihnen entsprechen. Sie dürfen sich nach diesem ersten Gespräch auch ruhig dazu entschließen, doch lieber einen anderen Therapeuten zu suchen.

Es macht einen Unterschied, ob Sie einen ärztlichen Psychotherapeuten (mit Medizinstudium und anschließender Psychotherapieweiterbildung) oder einen psychologischen Psychotherapeuten (mit Psychologiestudium und anschließender Psychotherapieweiterbildung) wählen:

- Wenn die Psychotherapeutin Ihrer Wahl eine Psychologin ist, darf sie keine Medikamente verordnen. Sie sollte aber zumindest aufgeschlossen für das Thema sein und mit Ihrer Hausärztin oder Ihrem Psychiater gut zusammenarbeiten, so dass – bei Bedarf – medikamentöse Therapie und Psychotherapie Hand in Hand gehen.
- Wenn die Psychotherapeutin Ihrer Wahl Psychiaterin oder Ärztin in einer anderen Fachrichtung ist, kann sie neben der Psychotherapie auch selbst Medikamente verordnen. Achten Sie aber darauf, dass beide Teile der Therapie in einem für Ihren Angehörigen richtigen Verhältnis stehen.

Erkundigen Sie sich auf jeden Fall am Anfang, ob die Krankenversicherung die Kosten übernimmt. Bei einem Psychiater, einer Psychiaterin ist das meist kein Problem. Bei Psychologinnen und Psychologen kommt es darauf an, welche Therapierichtung sie anbieten und ob sie einen Kassensitz haben (Deutschland) bzw. ob sie eine Zulassung zur Obligatorischen Kranken- und Pflegeversicherung (OKP; Schweiz) haben. In Österreich sind die Regelungen in den Bundesländern sehr unterschiedlich. Bundesweit einheitlich ist ein Zuschuss in fester Höhe, der auf Antrag bezahlt wird.

Wenn Sie das Gefühl haben, dass die Depression Ihrer Partnerin / Ihres Partners viel mit Ihrer Paar- und Familiensituation zu tun hat, sollten Sie bei der Wahl der Therapeutin darauf achten, dass sie mindestens Paargespräche, am besten gelegentlich auch Familiengespräche durchführt. Sie wird zwar selbstverständlich ihre berufliche Schweigepflicht wahren und aus den Einzelgesprächen nicht im Detail berichten; sie kann und sollte Sie aber mit Einverständnis der Patientin oder des Patienten mindestens über das Wichtigste informieren und Sie in die Therapie einbeziehen. Einbeziehen kann dreierlei heißen:

- Sie werden um ergänzende Informationen zur Entstehung und zum Verlauf der Depression bei Ihrer Partnerin / Ihrem Partner gebeten,
- Sie erhalten Informationen, wie die Depression zu verstehen ist und wie Sie Ihrer Partnerin / Ihrem Partner helfen können,
- Sie werden als wichtigste Bezugsperson Ihres Partners / Ihrer Partnerin intensiv in die Therapie einbezogen (bei einer *Paarberatung* oder *Paartherapie*).

Pharmakotherapie

Eine Faustregel vorneweg: Je schwerer die Depression, desto wichtiger ist es, die Psychotherapie mit Medikamenten zu unterstützen. Oft wird eine Psychotherapie erst möglich, wenn zuvor durch Medikamente der Antrieb gesteigert, die Stimmung aufgehellt oder die depressiven Grübeleien reduziert wurden.

Bei der medikamentösen Behandlung der Depression werden Antidepressiva eingesetzt. Man unterscheidet zwischen Antidepressiva der älteren Generation und modernen Antidepressiva. Die Antidepressiva gleichen auf unterschiedliche Weise den bei Depressionen vorhandenen Mangel an Botenstoffen im Gehirn aus. Hierbei spielen insbesondere die beiden Botenstoffe Noradrenalin und Serotonin eine Rolle.

Nach der Diagnose einer Depression beginnt die Ärztin / der Arzt mit der *Akutbehandlung*, die sich in der Regel über drei bis vier Wochen erstreckt und eine Verbesserung der Symptome bewirkt. Irritierend für Betroffene wie Angehörige ist, dass die Wirkung meistens erst nach ein bis zwei Wochen eintritt. So lange muss Geduld geübt werden, und erst nach diesem Zeitraum kann man sagen, ob das Medikament den erwünschten Effekt hat.

Durch die *Akutbehandlung* bessern sich die Symptome, aber das Medikament muss unbedingt weitergenommen werden. Denn ohne eine ausreichend lange und adäquate Medikation kehren depressive Episoden häufig wieder und die Depression könnte chronifizieren. Auch nach einer vollständigen Rückbildung der Symptome kommt es bei bis zu 75 bis 80 Prozent der Betroffenen zu einer neuen depressiven Episode, wenn die Medikamente abgesetzt werden. Aus diesem Grund ist eine *Erhaltungstherapie* sehr wichtig, die nach der Akuttherapie über sechs bis zwölf Monate erfolgen sollte. Je nach Häufigkeit und Schwere der bis dahin durchlebten depressiven Episoden wird gelegentlich noch über die Erhaltungstherapie hinaus eine *Langzeittherapie* über mehrere Jahre empfohlen, um weiteren Episoden vorzubeugen.

Die Nebenwirkungen von Antidepressiva setzen im Gegensatz zur Wirkung meist sofort ein. Um die Nebenwirkungen möglichst gering zu halten, ist es deshalb wichtig, dass Antidepressiva zu Beginn einschleichend dosiert werden. Häufige Nebenwirkungen sind:

- Schwindel und Benommenheit (oft nur zu Beginn der Behandlung),
- Beschleunigung der Herzfrequenz,
- Kreislaufstörungen mit Blutdruckabfall,
- Verstärkung einer vorhandenen Herzschwäche,
- Mundtrockenheit sowie trockene Schleimhäute,
- Magen-Darm-Beschwerden, z. B. Verstopfung, Übelkeit,
- Störungen der Sexualfunktion,
- Vermehrter Appetit und Gewichtszunahme,
- Kopfschmerzen,
- Müdigkeit.

Als pflanzliches Mittel hat sich das nebenwirkungsarme Johanniskraut bewährt. Eine ausreichende Wirkung entfaltet es aber nur bei leichten und mittelschweren Depressionen. Es sollte nicht zusammen mit anderen Antidepressiva genommen werden, weil es deren Wirkung auf unvorhersehbare Weise verringern oder verstärken kann.

Als Angehöriger oder Angehörigem kommt Ihnen in der medikamentösen Therapie Ihrer Partnerin bzw. Ihres Partners die wichtige Rolle zu,

- die Medikamenteneinnahme »moralisch« zu unterstützen,
- sich selbst über die Medikation zu informieren und für Information Ihrer Partnerin, Ihres Partners zu sorgen,
- selbst Geduld zu haben, bis die Wirkung eintritt, und Geduld beim Partner, bei der Partnerin zu fördern,
- die Nebenwirkungen aushalten zu helfen und selber auszuhalten,
- die Veränderungen unter der Medikation genau zu beobachten und eventuell auch dem Arzt, der Ärztin zurückzumelden.

Weil Ihre Partnerin oder Ihr Partner sich durch die Depression im Denkvermögen und in den Gedächtnisleistungen eingeschränkt fühlen könnte, ist es besonders wichtig, dass Sie bei Arztbesuchen Beistand leisten.

Zwei oft von den Betroffenen geäußerte Sorgen sind, dass das Medikament die Persönlichkeit verändert und dass es abhängig machen könnte. Beides ist durch Forschungsergebnisse und Erfahrungen anderer Betroffener widerlegt:

- Auch wenn das Denken wieder leichter wird und weniger von Sorgen bestimmt ist, der Antrieb und die Lebensfreude steigen – die Persönlichkeit bleibt erhalten. Sie war ja vielleicht, gerade umgekehrt, durch die Depression verdeckt und kommt nun wieder zum Vorschein! Das Medikament ist dann wie eine Krücke nach einem Beinbruch.
- Das Absetzen eines Antidepressivums ist zwar schwierig, hat aber dennoch nichts mit Abhängigkeit zu tun. Das ist nicht ganz leicht zu verstehen. Doch wenn jemand die Antidepressiva lange einnehmen muss, damit beim Absetzen keine neue depressive Episode auftritt, ist dies etwas anderes, als wenn es um das Absetzen einer abhängig machenden Droge geht. Die Droge führt zu regelrechten Entzugserscheinungen, während das Antidepressivum nur einem Rückfall vorbeugt. Wenn man das Medikament zu schnell absetzt, kann es aber sehr wohl zu unangenehmen Effekten kommen, z. B. kann nach Absetzen eines beruhigenden Antidepressivums vorübergehend verstärkte Unruhe

auftreten. Das sind aber keine Entzugssymptome im eigentlichen Sinne.

Sehr wachsam sollten Sie jedoch sein, wenn der Arzt oder die Ärztin zur Beruhigung oder als Schlafmittel Benzodiazepine[12] verschreibt. Er/Sie tut das vielleicht, um die Zeit bis zur Wirkung des Antidepressivums zu überbrücken. Benzodiazepine wirken sehr rasch und können abhängig machen. Daher dürfen sie in der Regel *nur kurze Zeit* eingenommen werden.

Kognitive Verhaltenstherapie

Die Verhaltenstherapie ist ursprünglich aus den Theorien über das Lernen entstanden. Sie ging davon aus, dass alles Verhalten, auch gestörtes, gelernt wird und darum auch umgelernt, neu gelernt und verlernt werden kann. Die *kognitive* Verhaltenstherapie versuchte dann, das sicht- und messbare Verhalten mit den Gedanken, die dabei abliefen, zu verbinden, betrachtete die Gedanken aber als eine Art »verdecktes Verhalten«. Heutzutage ist die Verhaltenstherapie (VT) in einer »dritten Welle« angelangt, die auch fernöstliches Wissen und Achtsamkeitsmethoden in ihr Repertoire einbezieht.

Das Ziel der VT ist hauptsächlich die Ausbildung und Förderung von Fähigkeiten. Die Techniken sollen dem Klienten eine bessere Selbstregulation ermöglichen. Doch die Methoden in der Behandlung der Depression unterscheiden sich – selbst innerhalb der VT – stark:

Kognitive Therapien geht von der Annahme aus, dass in einer Depression ein Teufelskreis abläuft: Unangenehme Situationen lösen früher erworbene depressive Denkmuster aus, die dann negative Gefühle hervorrufen, die wiederum die Denkmuster verstärken usw. Die Therapie zielt auf die Veränderung depressiver Gedanken ab; sie spürt negative automatische (schnell ablaufende) Gedanken und Schemata (längerfristige Denkmuster wie beispielsweise die oben beschriebenen »Denkfehler«, vgl. S. 23ff.) auf und versucht, sie nach den Prinzipien der Lerntheorie durch positivere Gedanken zu ersetzen.

Achtsamkeitsbasierte Therapien dagegen versuchen, den Ausstieg aus depressiven Grübeleien zu fördern, indem sie den Klienten sich ganz auf den gegenwärtigen Moment konzentrieren lassen und dadurch der aktuellen depressiven Stimmung gar nicht »erlauben«,

solchen Einfluss auf Gedanken, Körperempfindungen und Verhalten zu nehmen.
Der Grübelzwang wird ersetzt durch:

- locker bleiben,
- die Dinge geschehen lassen,
- eigene Fehler zwar beobachten, dabei aber ruhig bleiben,
- Kontakt zu den inneren Stärken halten,
- Selbstwirksamkeit und Stärken aktivieren,
- und dadurch flexibel bleiben.

Achtsamkeit heißt in diesem Zusammenhang:

- die Inhalte des depressiven Fühlens, Urteilens und Wollens nicht ändern,
- aber die innere Haltung gegenüber depressiven Stimmungen, Bildern, Erinnerungen, körperlichen Missempfindungen und Verhaltensgewohnheiten ändern, und
- die Fähigkeit der »mentalen Gangschaltung« einüben: in Zeiten erhöhten Rückfallrisikos den depressiven Bewusstseinszustand erkennen und aus achtlosem Grübeln aussteigen.

Beide Therapiemethoden eignen sich auch für Gruppentherapien.

Interpersonelle Therapie

Diese Art von Kurzzeittherapie geht von der Annahme aus, dass die zwischenmenschlichen (interpersonellen) Erfahrungen der Patientin einen entscheidenden Einfluss auf die Entstehung einer Depression haben. Psychische Störungen werden als misslungene Versuche betrachtet, sich an belastende Umweltbedingungen, z. B. den Verlust von wichtigen Bezugspersonen, anzupassen. Dabei wird angenommen, dass sich frühere zwischenmenschliche und psychische Erfahrungen der Patientin im aktuellen Verhalten zeigen. Die Therapie bezieht deshalb den Einfluss der frühkindlichen Entwicklung nicht explizit in die therapeutische Arbeit mit ein, sondern konzentriert sich auf das therapeutische Arbeiten an den Beziehungen im Hier und Jetzt.

Die Therapie, die insgesamt etwa 16 Wochen dauert, ist grob in drei Phasen gegliedert:

- Die Anfangshase (1. bis 3. Sitzung): Hier geht es zunächst darum, die Hauptproblembereiche zu identifizieren. Dabei wird beson-

ders auf einschneidende Veränderungen in den Beziehungen (z. B. Mutterschaft, Trennung, Pensionierung), Konflikte in der Partnerschaft, Trauer, lang dauernde Einsamkeit, den Wertekonflikt zwischen Familie und Karriere fokussiert und in der Regel der wichtigste dieser Bereiche als Hauptproblem zur weiteren Bearbeitung gewählt.
- Die mittlere Phase (4. bis 13. Sitzung): In dieser Phase konzentriert sich der Therapeut auf die Behandlung der wichtigsten aktuellen zwischenmenschlichen Schwierigkeiten der Patientin. Für die wichtigsten Problembereiche werden Konflikte identifiziert, die Trauer darüber und der Veränderungsbedarf besprochen, Handlungspläne entwickelt, emotionale Zustände benannt, neue Möglichkeiten des Verhaltens entwickelt, auf die aktuellen zwischenmenschlichen Beziehungen fokussiert und die Aufnahme neuer Beziehungen unterstützt.
- Die Beendigungsphase (14. bis 16. Sitzung): Hier wird das Ende der Behandlung als Trauer- und Abschiedsprozess bearbeitet.

Alle Methoden, die zum Einsatz kommen, dienen der Klärung zwischenmenschlicher Schwierigkeiten: Die Patientin wird bei der Erforschung ihrer emotionalen Zustände unterstützt, Gefühle in Interaktionen werden besprochen, Wahrnehmungen werden einer Realitätsprüfung unterzogen, Verhalten in Rollenspielen und »realen« Interaktionen reflektiert.

Psychodynamisch orientierte Therapien

Anders als früher werden heute nicht nur lange Psychoanalysen, sondern auch kurze psychodynamisch orientierte Therapien als hilfreich betrachtet. Und auch psychodynamisch orientierte Therapeutinnen und Therapeuten sehen depressive Erkrankungen immer im Zusammenhang mit Entwicklungsprozessen und verbunden mit der Schwierigkeit, befriedigende zwischenmenschliche Beziehungen aufzunehmen und zu gestalten. Der Grund für Fehlentwicklungen wird aber in unbewussten Konflikten und Phantasien gesehen, und zwar – im Falle depressiver Entwicklungen – im Bereich des Selbst- und Identitätsgefühls.

Ziel der psychodynamisch orientierten (Kurz-)Behandlung ist es, dem depressiven Patienten zu Einsichten in die Hintergründe seines Leidens an den – subjektiv empfundenen – Unzulänglichkeiten zu verhelfen und ihn dadurch von unbewussten Zwängen und Einschränkungen zu befreien.

Therapeutin und Patient versuchen gemeinsam, die Symptome zu entschlüsseln, die den Depressiven mit ungelösten Konflikten seiner Vergangenheit verbinden und unbewusst sein Denken, Fühlen und Handeln mitbestimmen. Einsichten in die unbewussten Quellen eigener Reaktionsweisen, vor allem in frühere konflikthafte, krankmachende Beziehungsmuster, werden in der therapeutischen Beziehung durchgearbeitet.

Der Patient kann mit der Zeit erkennen, warum er auf manche Anforderungen in seiner individuellen und gesellschaftlich mitbestimmten Realität mit Depressionen reagiert. Dadurch gewinnt er allmählich seine Lebensinitiative zurück, kann äußere Wirklichkeiten kritisch reflektieren und das Leiden daran ertragen, ohne darüber erneut depressiv zu erkranken.

In seinem Gesundungsprozess wird sich der Depressive wieder kraftvoller und selbstständiger fühlen, aus seinem Rückzug und dem ständigen schmerzlichen und verengten Blick in einen verzerrenden Spiegel herausfinden und seine aktuellen Beziehungen als Mann oder Frau aktiver gestalten können. Leiden, Verlust und Trauer können als unverzichtbare Dimensionen der menschlichen Existenz neben Momenten des Glücks, der Freude und der Befriedigung akzeptiert werden.

Personzentrierte Gesprächspsychotherapie

Diese Therapierichtung geht davon aus, dass der Mensch eine angeborene Selbstverwirklichungstendenz hat, die unter normalen Umständen für eine Weiterentwicklung und Reifung der Persönlichkeit sorgt. Jeder Mensch trägt alles zu seiner Heilung Notwendige in sich und ist selbst am besten in der Lage, seine persönliche Situation zu analysieren und Lösungen für seine Probleme zu erarbeiten. Psychotherapie muss also »nur« ein günstiges Klima für den gestörten Wachstumsprozess schaffen. Zu diesem Zweck gestaltet der Therapeut die Beziehung zur Klientin so, dass diese sich ihrer eigenen Person zunehmend wertschätzend, empathisch und kongruent zuwenden kann. Kongruent bedeutet: Es besteht eine Übereinstimmung zwischen den Erfahrungen und dem Selbstkonzept.

Die hilfesuchende Person mit ihren Gefühlen, Wünschen, Wertvorstellungen und Zielen steht im Mittelpunkt des therapeutischen Geschehens. Die Sichtweise des Therapeuten tritt weitgehend in den Hintergrund. Ratschläge und Bewertungen werden vermieden (nicht direktives Verhalten). Eine der Besonderheiten der Methode liegt darin, dass die von der Klientin ausgedrückten emotionalen Inhalte ihrer Aussagen möglichst ohne jede Verfälschung, nur mit anderen Worten, zurückgemeldet werden (Spiegeln). Dadurch wird die Klientin immer weiter in ihre eigene Wahrnehmung geführt, oft bis an die Antworten, die ihr im Alltag noch nicht klar geworden waren oder die sie nicht auszusprechen wagte. In einer vertrauensvollen Atmosphäre soll die Klientin angstfrei, selbstgesteuert und kreativ an der Lösung ihrer eigenen Schwierigkeiten arbeiten können (Selbstexploration).

In neuerer Zeit wurde die personzentrierte Therapie von vielen Therapeutinnen und Therapeuten um die Methode des Focusing ergänzt. Grundlage war die Erkenntnis, dass Menschen, die erfolgreich mit Krisen und Problemen umgehen, eine besondere Art der Selbstwahrnehmung haben: Sie beziehen immer ihre körperlichen Empfindungen in die Erarbeitung einer Lösung mit ein. Der Erfolg einer Psychotherapie hängt aus Sicht des Focusing in erster Linie davon ab, *ob und wie* die Klientin ihre Aufmerksamkeit (Fokus) auf das unmittelbare körperliche Erleben richtet, während sie das Problem oder die Krise bearbeitet. Dieses Focusing lässt sich lernen.

Systemische Therapie

Jede Psychotherapie berücksichtigt den Kontext, in dem Ihre Partnerin / Ihr Partner die Depression entwickelt hat. Aber in einer systemischen Therapie wird ganz besonders darauf geachtet, was die Depression mit der Familien- und Arbeitssituation zu tun hat. Es wird relativ wenig Wert darauf gelegt, das Krankhafte an der Depression festzustellen und die Ursache hierfür im Individuum zu suchen. Die Symptome werden vielmehr als eine mögliche Ausdrucksform gesehen, die anzeigt, dass etwas im System nicht stimmt. In die Therapie werden die Angehörigen in aller Regel einbezogen, damit neue und besser funktionierende Arten, sich auszudrücken und zu kommunizieren, ausprobiert und etabliert werden können.

Oft sind es aber auch Belastungen aus der Herkunftsfamilie, die mit in die Depression geführt haben. Dann kann es sehr wichtig sein, die Lebensgeschichte nochmals aufzurollen, nun aber nicht mehr mit dem Schicksal zu hadern, sondern sich auf die erfolgreichen Überlebensstrategien in der Familie und bei sich selbst zu besinnen. Die systemische Therapeutin wird also vielleicht ausführlich nach der Familien- und Lebensgeschichte fragen und dabei sorgfältig auf die Art des Erzählens der Geschichte(n) achten. Wohlgemerkt geht es hierbei weniger um die Aufdeckung frühkindlicher Erlebnisse und innerpsychischer Vorgänge, sondern vielmehr um das Verstehen von Mustern über die Generationen hinweg. Solche Muster können die verschiedenartigsten Themen betreffen: Berufswahl, Partnerwahl, Lebensmottos, Kommunikationsstil, Erziehungsstil, Leistungsmotivation usw.

Wenn in einem solchen Zusammenhang die Therapeutin vorschlägt, die Familiensituation einmal bildlich oder szenisch darzustellen, ist das aktivierend und aufschlussreich. Gewarnt werden muss dagegen vor dem »Familienstellen« als allein angewandte Methode, ohne gründliche Vor- und Nachbereitung. Durch eine solche isolierte, stark wirkende Familienaufstellung können alte, traumatisch erlebte Geschichten aufgewühlt werden – eine Situation, die man dann allein nicht wieder beruhigen kann.

Die Depression wird in einer systemischen Therapie unter Umständen gar nicht bekämpft, sondern nutzbar gemacht. Das geschieht, indem sie als Freund und Helfer betrachtet wird, der z. B. zu Auszeiten im Familienalltag verhilft, den Chef zu Rücksichtnahme bewegt oder die Nachfolge im Familienunternehmen regeln hilft. Dann ist aber jeweils gleich die Frage, ob es nicht fröhlichere Freunde und Helfer gibt, die die gleichen Aufgaben erfüllen.

Wenn heftige Paar- oder Familienkonflikte in die psychische Krise geführt haben, wird die systemische Therapeutin erst einmal dafür sorgen, dass der depressive Mensch aus dem tiefsten Loch herauskommt, schließlich diskutiert es sich nicht leicht über Konflikte, solange eine der Konfliktparteien antriebslos und deprimiert ist. Erst wenn beide Partner etwa gleich stark erscheinen, werden die Konflikte ausdrücklich Thema in den Paar- oder Familiengesprächen.

Eine *Paar- oder Familientherapie* ist, wenn Konflikte mit dem Partner, der Partnerin oder den Kindern Mitauslöser der Depression sind, aus einleuchtenden Gründen die bei weitem wirksamste antidepressive Methode. Die systemische Therapeutin wird sehr genau darauf achten, dass sie »allparteilich« ist und keine einseitigen Schuldzuschreibungen zulässt.

Systemische Therapie kann phasenweise als Einzeltherapie, in anderen Phasen als Paar- oder Familientherapie durchgeführt werden. Auch Gruppentherapien werden von manchen systemischen Therapeutinnen und Therapeuten angeboten.

Körperorientierte Psychotherapien, z. B. Konzentrative Bewegungstherapie

Unter diese Überschrift fallen unterschiedliche Psychotherapiemethoden, die die psychischen und körperlichen Aspekte menschlichen Erlebens gleichwertig behandeln. Ihnen liegt die Annahme zugrunde, dass Körper und Psyche eine nicht trennbare Einheit bilden. Sie nutzen die Körperwahrnehmung als Möglichkeit, unbewusste psychische Prozesse ins Bewusstsein zu bringen. Körperpsychotherapiemethoden arbeiten erfahrungsorientiert, was bedeutet, dass das momentane und vor allem körperlich empfundene Erleben während des Therapieprozesses im Fokus der Aufmerksamkeit steht.

In der Konzentrativen Bewegungstherapie werden etwa unmittelbare Sinneserfahrungen mit psychoanalytisch orientierter Bearbeitung verbunden. Die Grundannahme ist dabei, dass jede emotionale Behinderung in der Kindheit auch eine motorische Hemmung und eine kognitive Einschränkung mit sich bringt. Die konzentrative Beschäftigung mit frühen Erfahrungsebenen (einfühlend und handelnd) sowie das konzentrative Sich-Bewegen und Sich-Wahrnehmen ermöglichen der Patientin zunächst, Erinnerungen zu beleben, die im Laufe des Lebens ihren körperlichen Ausdruck als Haltung, Bewegung und Verhalten gefunden haben. Im Anschluss können dann eigene Einstellungen und das eigene Verhalten zu verschiedenen Zeiten, in verschiedenen Situationen, im Umgang mit verschiedenen Gegenständen und Partnerinnen und Partnern verglichen werden. Die Patientin kann neue Wege erproben und auf diese Weise fixierte Haltungen ändern und Fehlerwartungen abbauen. Aktualisierte Inhalte werden konkret erfahrbar und ein tiefenpsychologisch orientiertes Gespräch ermöglicht der Patientin, das Erlebte in die persönliche Lebensgeschichte einzuordnen.

Die Konzentrative Bewegungstherapie legt ihr Hauptaugenmerk auf die bewusste Körperwahrnehmung im Hier und Jetzt; diese wird aber jeweils vor dem Hintergrund der individuellen Lebens- und Lerngeschichte gesehen und verstanden. Der Therapeut versteht sich als Begleiter der Klientin auf ihrem ganz persönlichen Weg zur Verwirklichung des eigenen Lebens. Das bedeutet oft ein nahes Miteinander und kann auch, besonders in der Einzelarbeit, über Kommunikation durch Berührungen erfolgen.

Die Konzentrative Bewegungstherapie findet sowohl in Gruppen- als auch in Einzeltherapien statt und wird häufig bei psychosomatischen Beschwerden angewendet.

Sport und Bewegung

Forschungsstudien haben gezeigt, dass Bewegung und gemäßigter Sport das beste Antidepressivum sind! Die Wirkung ist, je nach Studie und Schweregrad der Depression, gleich gut oder besser als die der Medikamente. Weil aber die Kombination von Bewegung, Medikamenten und Psychotherapie in einigen Studien am besten gewirkt hat, sollten die Medikamente keinesfalls selbstständig abgesetzt werden.

Wenn es Ihnen also gelingt, Ihre depressive Partnerin oder Ihren depressiven Partner zum Beispiel zu langen Spaziergängen zu bewegen, ist das sehr gut. Sorgen Sie aber dafür, dass der Leistungsaspekt bei der sportlichen Betätigung eine untergeordnete Rolle spielt. Am besten hat sich wirklich gemäßigter Sport bewährt, also ein sanftes Herz-Kreislauf-Training in einer Art, wie es auch für Herzinfarkt-Patienten geeignet ist.

Wie die antidepressive Wirkung von Sport entsteht, ist noch nicht ganz klar. Möglicherweise verändert Sport die Hirnchemie. Als bedeutsamer erachten viele Experten aber die »psychotherapeutische« Komponente von Sport. Denn zum Wesen von Depressionen gehört es ja, dass die Betroffenen das Gefühl haben, in einem dunklen Loch zu sitzen, aus dem sie sich mit eigenen Kräften nicht befreien können. Sie werden immer passiver, ziehen sich zurück und haben, weil sie nichts mehr unternehmen, auch keine positiven Erlebnisse – eine Negativspirale, die die Kranken immer tiefer in die Depression zieht. Sport und die damit verbundenen Erfolgserlebnisse können diesen Kreislauf unterbrechen. Er gibt den Patientinnen und Patienten das Gefühl, wieder eigeninitiativ und selbstständig etwas für ihr Wohlbefinden unternehmen zu können. Außerdem lenkt Bewegung von negativen Gedanken ab. Wer joggt, radelt, schwimmt oder Tennis spielt, schaltet ab und kehrt den Depressionen eine Weile den Rücken. »Time-out« heißt dieser Effekt im Psychologen-Jargon.

Tipps, wie man und frau sich mit Bewegung und Sport in jeder Hinsicht gesund halten kann, finden Sie in vielen Zeitschriften, auf Internetseiten, in Gesundheitsratgebern oder in Informationsbroschüren der Krankenkassen. Hier sind die Tipps zusammengefasst, die speziell bei Depressionen nützlich sein können. Wenn Ihr Partner oder Ihre Partnerin sich zu nichts aufraffen kann und sie für sich allein nicht befolgen mag, helfen diese Tipps vielleicht *Ihnen*, um gemeinsam und – im wahrsten Sinne des Wortes – schrittweise zu mehr Bewegung zu kommen. Denken Sie daran: Bewegung ist das beste Antidepressivum!

Bewegungstipps

- Wählen Sie eine Art der Bewegung oder eine Sportart, die Ihnen gefällt und die zu Ihnen (zu Ihrer aktuelle Fitness und Figur, zu Ihrem Alter) passt.
- Informieren Sie sich in Ruhe, schauen Sie erst einmal zu und belegen Sie möglichst eine Schnupperstunde, bevor Sie sich fest anmelden.
- Fangen Sie langsam an; legen Sie Pausen ein, wenn Sie außer Atem kommen; finden Sie Ihr eigenes Tempo; wenn andere leistungsfähiger sind, kümmern Sie sich nicht darum.
- Mehrmals in der Woche Bewegung oder Sport ist ideal, weil es Sie dann jedes einzelne Mal viel weniger Überwindung kostet, als wenn Sie nur selten trainieren.

Bewegung und Sport in der Gruppe hat viele Vorteile:

- Die Leitung achtet darauf, dass Sie sich nicht überanstrengen und dass Sie eine gesunde Körperhaltung bei den Übungen haben.
- Man kann sich gegenseitig motivieren, und die Gruppenstunden haben mehr Verbindlichkeit als die Abmachung mit sich selbst, wieder mehr Sport machen zu wollen.
- Eine Fitness-, Walking- oder Yoga-Gruppe beispielsweise bietet eine lockere Art von Geselligkeit.

- Der Spaß an der Bewegung kommt für viele eher in einer Gruppe auf. Bewegung zu Musik kann den Spaß noch steigern.
- Wenn Sie die Leitung über Ihre Depression informieren, können Sie mit ihr vereinbaren, wie Sie am besten »bei der Stange« gehalten werden können.

Auf jeden Tag, an dem Sie in Bewegung gekommen sind, können Sie stolz sein!

Lichttherapie

Manche Depressionen sind jahreszeitlichen Schwankungen unterworfen und dann meist in der dunklen Jahreszeit am tiefsten. Außerdem weiß man, dass Depressionen in Skandinavien, und auch dort in der dunklen Jahreszeit, häufiger als in südlicheren Ländern sind, in denen es zu dieser Zeit hell ist. Deshalb liegt es nahe, zumindest bei den saisonalen Depressionen, Licht als Therapie einzusetzen. Es gibt im Handel, zu bestellen über Apotheken oder Sanitätshäuser, spezielle Lampen mit einer hohen Lux-Zahl, vor die sich der oder die Betroffene täglich, am besten morgens, setzt. Die Dauer der Anwendung ist von der Lichtstärke der Lampe abhängig und variiert zwischen zwei Stunden (bei 2.500 Lux) und 40 Minuten (bei 10.000 Lux). Diese Lampen strahlen Licht des ganzen Spektrums, aber ohne UV-Anteil aus, und der Effekt ist am besten, wenn die Augen während der Sitzung offen gehalten werden. Sonnenlicht ist eine einfachere und günstigere Variante, aber dann müssen die Augen vor dem UV-Licht geschützt werden.

Sprechen Sie mit dem Hausarzt oder der Psychiaterin Ihrer Partnerin / Ihres Partners, wenn Sie die Vermutung haben, dass eine Lichttherapie helfen könnte. Der Arzt wird Ihnen sagen, ob er eine vorherige Abklärung beim Augenarzt für nötig hält – denn bei gewissen Augenkrankheiten wird von der Lichttherapie abgeraten.

Schlafentzug

Es klingt paradox: Obwohl Menschen in depressiven Phasen häufig unter Schlafstörungen leiden, hat eine Schlafentzugstherapie in vielen Fällen positive Wirkungen. Wie ist das zu erklären?

Bei gesunden Menschen gibt es jede Nacht vier bis sechs Zyklen von Schlafphasen mit unterschiedlicher Tiefe. Bei depressiven

Menschen gibt es vielfältige Störungen dieser Zyklen und ganz speziell der Tiefschlafphasen sowie der Phasen mit schnellen Augenbewegungen (REM-Phasen), in denen geträumt wird. Ein Schlafentzug unterbricht die gestörten Zyklen und lässt sozusagen die Schlafregulation neu starten. Das ist zu vergleichen mit einem »Reset«, einem Neustart, am Computer.

Ein Schlafentzug wird meist folgendermaßen durchgeführt: Eine ganze Nacht bleibt man wach – das geht nur, wenn man sich gut beschäftigt. Auch den folgenden Tag über wird nicht geschlafen. Dann geht man wie gewohnt ins Bett. Bei einem partiellen Schlafentzug wird der Schlaf um etwa 1 Uhr nachts abgebrochen.

Eine junge Patientin berichtet von ihren Erfahrungen mit Schlafentzug:

In depressiven Phasen könnte ich Tag und Nacht schlafen. Oder zumindest bin ich so k.o., dass ich viel auf dem Bett liege und nichts zustande bringe, nicht einmal meine Kaffeetasse spüle. Besonders schlimm ist es morgens. Da fühle ich mich so kraftlos, dass ich stundenlang liegen bleibe. Gegen Abend wird es dann etwas besser. Manchmal bleibe ich deshalb nachts einfach auf. Dann geht es mir im Laufe der Nacht eigentlich immer besser, und ich kann plötzlich Dinge erledigen, zu denen ich sonst nicht in der Lage bin. Z.B. mache ich dann den ganzen Bürokram, der liegen geblieben ist, wie Briefe öffnen und Überweisungen machen. Auch der nächste Tag ist gut, ich bin aktiv und gar nicht müde. Und in der nächsten Nacht schlafe ich dann tief und fest wie sonst nie. Normalerweise dämmere ich ja eher vor mich hin und fühle mich davon auch gar nicht erholt, aber wenn ich eine Nacht und einen Tag wach war, schlafe ich anschließend wunderbar. Eine Heilung ist das aber nicht. Der Effekt ist schnell wieder weg. Aber immerhin merke ich an solchen Tagen, dass ich noch da bin, wie das Leben auch sein kann, und dass es Hoffnung gibt.

Die Wirkung eines Schlafentzugs hält nicht lange an. Deswegen muss er entweder öfter wiederholt werden oder aber durch eine Verschiebung der Schafphasen ergänzt werden. Um das zu erreichen, geht man nach der Nacht des Schlafentzugs früh ins Bett und schläft nur bis Mitternacht, verschiebt dann jede Nacht die Einschlaf- und die Aufwachzeit jeweils um eine Stunde nach hinten, bis man bei der gewohnten Zeit ist.

Weil durch den Schlafentzug der Antrieb gesteigert werden kann, ist jedoch unter Umständen Vorsicht geboten. Eine eventuell vorhandene Suizidgefahr kann durch Schlafentzug gesteigert werden. Auch kann es vorkommen, dass die depressive Stimmungslage in eine manische Stimmung umschlägt. Deshalb ist es empfehlenswert, diese Therapie zunächst nur während eines Klinikaufenthalts durchzuführen. Nur wer damit Erfahrung gesammelt hat, kann es auch zu Hause probieren.

Elektrokrampftherapie

Der schlechte Ruf der Psychiatrie liegt unter anderem an den Bildern, die in Filmen über drakonische Methoden in den alten Verwahranstalten verbreitet wurden. Neben der Darstellung aller Arten von Zwangsbehandlungen gehörten zu diesen Bildern auch diejenigen von Elektrokrampfbehandlungen (Abkürzung: EKT oder ECT), bei denen festgeschnallten Patienten Stromstöße durch das Gehirn gejagt werden. Ein Aufbäumen des Körpers lässt die Zuschauer erschauern und denken: Hier liegt ein Mensch wie auf einer Schlachtbank.

Die moderne Psychiatrie bemüht sich, diese Therapiemethode von ihrem schlechten Ruf zu befreien. Tatsächlich kann eine Elektrokrampfbehandlung bei schweren Depressionen, die nicht auf Medikamente und Psychotherapie ansprechen, eine wichtige Alternative sein.

Der Patient, die Patientin wird vor der Behandlung in Narkose versetzt. Die Wirkung, vor allem bei schweren Depressionen mit Wahnsymptomen und ausgeprägter psychomotorischer Hemmung, ist gut belegt. Erklärt wird die Wirksamkeit ebenfalls mit einer Art »Reset« – hier aber des ganzen Gehirns – durch die elektrischen Entladungen und Wiederaufladungen der Nervenzellen und durch die massiven Speicherentleerungen der Botenstoffe im Gehirn. Die häufigste Nebenwirkung besteht im Gedächtnisverlust für Ereignisse unmittelbar vor der Behandlung. Die Erinnerungen kommen aber oft nach einiger Zeit zurück.

Welche Unterstützung ist sonst noch möglich?

Es ist nicht zu unterschätzen, welche große Rolle der Familien- und Berufsalltag und die Bewältigung alltäglicher Anforderungen für das psychische Wohlbefinden spielen. Auch hier ist es nicht möglich herauszufinden, was Huhn und was Ei ist: Ist Ihre Partnerin depressiv geworden, weil sie sich mit den Aufgaben in Kindererziehung und Haushalt überfordert gefühlt hat? Oder fühlt sie sich überfordert, weil sie im depressiven Zustand antriebslos und schwach ist?

Unterstützung im Alltag ist unter Umständen genauso wichtig wie eine gute Therapie. Das Gefühl, den Alltag einigermaßen hinzubekommen, kann schon ein großer und wichtiger Schritt aus der Depression sein. Leider wissen auch die Hausärztinnen und Hausärzte oft nicht, welche Angebote es in diesem Bereich gibt. Sprechen Sie Ihre Hausärztin auf die im Folgenden aufgezeigten Möglichkeiten an, aber fragen Sie auch an anderen Stellen, z. B. bei Ihrer Krankenversicherung nach.

Häusliche Pflege

Menschen in psychischen Krisen oder mit psychischen Krankheiten haben prinzipiell den gleichen Anspruch auf häusliche Pflege wie Menschen mit körperlichen Krankheiten. Nur ist einige »Übersetzungsarbeit« nötig, um die Beschreibung pflegerischer Tätigkeiten auf die Pflege bei psychischen Störungen zu übertragen. Es wird ja meist weniger um die übliche Grundpflege (Hilfe bei den Aktivitäten des täglichen Lebens, z. B. bei der persönlichen Hygiene, bei Nahrungsaufnahme und -ausscheidung) gehen, auch nicht um die übliche Behandlungspflege (Weiterführen der ärztlichen Behandlung, z. B. durch Medikamentengabe, Verbandswechsel usw.). Vielmehr soll die ambulante psychiatrische Pflege zunächst im Gespräch auf die spezifischen Bedürfnisse des depressiven Menschen eingehen und dann im Alltag unterstützen, wo es nötig ist. Dazu ist es besonders wichtig, dass nur ein oder zwei Pflegekräfte eingesetzt werden, die dann ein Vertrauensverhältnis zu Ihnen und Ihrer Partnerin / Ihrem Partner aufbauen können.

Die ambulanten Pflegedienste sind mittlerweile immer besser darauf eingestellt, Menschen mit psychischen Problemen zu pflegen, und bilden ihre Mitarbeitenden entsprechend aus. Am besten fragen Sie aber beim Pflegedienst genau nach und bitten um den Besuch von spezialisierten Pflegekräften. Der Hausarzt muss die häusliche Pflege verordnen.

Haushaltshilfe

Obwohl auch die häusliche Pflege in geringem Umfang hauswirtschaftliche Arbeiten umfassen kann, ist eine Haushaltshilfe etwas grundsätzlich anderes. Hierbei handelt es sich nicht um eine ausgebildete Pflegekraft. Ein Teil der Kosten wird aber ebenfalls von der Krankenkasse übernommen. Eine Verordnung durch die Hausärztin oder den Facharzt ist auch hier notwendig.

Ambulante Familienpflege – Betreuung und Versorgung von Kindern in Notsituationen

In Deutschland gibt es für Familien mit Kindern bis zum 14. Lebensjahr die ambulante Familienpflege nach § 20 Kinder- und Jugendhilfegesetz (KJHG). Im Vordergrund stehen die Versorgung und Betreuung der im Haushalt lebenden Kinder, wenn durch Krankheit oder eine andere Notsituation der Elternteil, der sonst die Betreuung der Kinder übernommen hat, dazu zeitweise nicht mehr in der Lage ist. Ziel ist, die Kinder im elterlichen Haushalt zu versorgen und eine Fremdunterbringung zu vermeiden. Die ambulante Familienpflege soll die akute Notsituation überbrücken helfen. Die Einsätze dauern wenige Tage bis zu mehreren Monaten, die Dauer des Einsatzes ist abhängig von der Notsituation. Die Fachkräfte werden von freien Trägern (Sozialstationen / ambulanten Pflegediensten) gestellt. In Krankheitsfällen wird sie unter Umständen durch die Kranken- bzw. die Pflegeversicherung finanziert und dann als Haushaltshilfe (s. o.) bezeichnet. In Österreich können Sie in Notsituationen zum Beispiel über die Caritas Familienhilfe bekommen, die Finanzierung übernimmt zu einem großen Teil die Stadt bzw. das Land. In der Schweiz fragen Sie am besten beim Amt für Jugend und Familie in Ihrer Gemeinde, beim Sozialamt oder bei der Spitex nach Soforthilfe.

Sozialpädagogische Familienhilfe und -begleitung – längerfristige Hilfe

Damit Ihre Kinder auch in längeren Problemsituationen die für ihre Entwicklung nötige Geborgenheit und Förderung bekommen, können Sie eine längerfristige sozialpädagogische Familienhilfe nach § 31 KJHG (D), Familienhilfe (A) oder Familienbegleitung (CH) organisieren. Eine solche Begleitung hat das Ziel, Sie als Eltern und Erziehungsverantwortliche in Ihrer Rolle zu stärken und das Zusammenleben in der Familie zu fördern. Die Hilfe kann sich über ein Jahr oder länger erstrecken, mit zwei bis drei Einsätzen pro Woche von je etwa zwei Stunden. Dauern solche Einsätze über einen noch längeren Zeitraum und geht es eher in Richtung Entlastung und Ergänzung von Elternfunktionen, werden Krippen- und Hortplätze, ein Mittagstisch und/oder ein Entlastungsdienst organisiert.

In Deutschland ist die Familienhilfe eine Hilfe zur Erziehung nach dem Kinder- und Jugendhilfegesetz (KJHG), wird beim Jugendamt beantragt und ist kostenfrei; weitere Informationen finden Sie unter www.bmfsfj.de/bmfsfj/service/publikationen. In der Schweiz können Sie einen Antrag an das Kinder- und Jugendhilfezentrum (kjz) stellen oder unter www.spf-fachverband.ch selbst auf die Suche gehen. In Österreich stellen Sie einen Antrag an die Jugendwohlfahrt oder an das Amt für Jugend und Familie.

Schrittweiser Wiedereinstieg am Arbeitsplatz

Während der akuten Krankheitsphase ist es keine Frage: Der Hausarzt oder die Fachärztin wird Ihren Partner / Ihre Partnerin krankschreiben und damit die Arbeitsunfähigkeit bescheinigen. Wie aber gelingt der Wiedereinstieg in die Arbeit, wenn das Schlimmste überstanden ist? Alle Beteiligten haben ein Interesse daran, dass der Wiedereinstieg gelingt, und deswegen ist es oft besser, wenn er sanft vor sich geht. Dazu ist eine enge Zusammenarbeit zwischen dem von Depression betroffenen Menschen, seinem Arbeitgeber, dem Hausarzt oder der Psychiaterin und Ihnen nötig. Eine gute Möglichkeit ist oft, dass die Ärztin in den ersten Wochen noch eine Teil-Arbeitsunfähigkeit bescheinigt. Dann sind sowohl Arbeitnehmer wie Arbeitgeber weniger unter Druck, dass gleich die volle Leistung zu geben bzw. zu erwarten ist.

Sozialberatung

Wenn Sie und Ihre Partnerin / Ihr Partner in einigen Bereichen Ihres Lebens nicht mehr weiterwissen, z. B. Schulden haben, durch eine lang anhaltende Depression der Arbeitsplatz in Gefahr ist, die Kinderbetreuung schwierig wird oder Fragen zur Kranken-, Pflege-

oder Rentenversicherung auftauchen, wenden Sie sich an einen Sozialdienst, z. B. bei der Caritas. Die Sozialarbeiterinnen und Sozialarbeiter dort kennen sich in juristischen Fragen und bezüglich aller Hilfsangebote bestens aus und beraten Sie, damit Sie aus Ihrer Notlage möglichst schnell wieder herausfinden.

Der schmale Grat zwischen Hilfe und Kontrolle

Bei allen Angeboten, die ich eben aufgelistet habe, ist eine Gratwanderung zwischen Hilfe und Kontrolle zu bewältigen: Gibt es keine oder zu wenig Hilfe, könnte die oder der Betroffene an der als Überforderung wahrgenommenen Belastung verzweifeln. Ist die Hilfe zu viel, zu aufdringlich und zu bevormundend, könnte derselbe Mensch erst recht das Gefühl bekommen, nichts mehr alleine zu bewältigen. Die Kunst ist, gerade so viel zu helfen, dass die eigene, noch vorhandene (und vor allem: noch selbst wahrgenommene!) Kompetenz des Betroffenen optimal zum Vorschein kommen kann. »Empowerment«, d. h. Ermächtigung, nennen das die Gesundheitsexperten. Empowerment ist auf dem Weg zur Genesung von psychischen Krisen ein wesentlicher Faktor. Wenn man genau hinschaut und hinhört, dürfte es aber gar nicht »Empowerment« heißen, sondern man müsste von »Wiedererstarken« sprechen; denn nicht die professionellen Helferinnen und Helfer sollen Macht und Stärke zurückgeben, sondern der oder die Betroffene soll sie sich zurückerobern.

Hat Depression einen Sinn?

Die Frage nach dem Sinn der Depression klingt zunächst zynisch. Wie kann etwas so Leidvolles Sinn haben? Dennoch hat einer der renommiertesten Psychiater und Depressionsspezialisten, der Schweizer Professor Daniel Hell, ein Buch mit diesem Titel (*Welchen Sinn macht Depression?*) geschrieben. Es mag für viele Betroffene hilfreich sein, darin zu lesen, dass eine Depression oftmals einen Wendepunkt im Leben kennzeichnet.

An zwei Beispielen will ich nun zeigen, wie gegensätzlich die Frage nach dem Sinn zu beantworten ist – je nach Anlass für den Stimmungseinbruch, dem Schweregrad und der Dauer der Depression.

Frau B. aus Bosnien – sinnloses Leid
Als der Krieg in Ex-Jugoslawien längst vorbei war, wurde Frau B., eine junge Muslima mit guter Schulbildung und angesehenem Beruf, von einem Verwandten »zur Strafe« vergewaltigt, weil sie zu einem Serben eine Liebesbeziehung unterhielt. Zuvor hatte der Vater sie wegen dieser Liaison verstoßen, die Mutter versuchte sich herauszuhalten. In einer Nacht-und-Nebel-Aktion floh Frau B. in die Schweiz und beantragte Asyl. Sie war von dem Vergewaltiger schwanger. Gegen ihre ethische Überzeugung, aber in höchster psychischer Not, ließ sie eine Abtreibung vornehmen. Die Psychiaterin, die das nötige Gutachten schrieb, erkannte ihre Not und vermittelte sie in eine Psychotherapie. Hier erzählte Frau B. zum ersten und einzigen Mal in allen Details, was ihr geschehen war. Den Asylbehörden hatte sie aus Scham nicht alles berichtet, weswegen ihr Asylgesuch zunächst abgelehnt wurde. Es dauerte insgesamt mehrere Jahre, bis Frau B. als Flüchtling anerkannt wurde.
In der Therapie ging es zunächst, neben den praktischen Fragen rund um das Asylsuchenden-Dasein, um die Behandlung der Traumafolgen. Die Behandlung war relativ erfolgreich, so dass Frau B. nicht mehr nachts von ihren Alpträumen geweckt wurde und auch tagsüber weniger schreckhaft und misstrauisch war. Aber die Depression blieb. Sobald sie allein war, war sie getrieben von innerer Unruhe. Sie, die immer viel gelesen hatte, konnte kein Buch mehr zu Ende lesen. Nur im Koran und in der Bibel fand sie Trost und ein wenig Beruhigung. Sie stürzte sich, soweit das Asylverfahren es zuließ, in Arbeit.
Auch heute noch zeigt Frau B. Zeichen einer Depression. Ihre frühere akademische Berufstätigkeit wird sie in der Schweiz nie wieder ausüben können. Sie arbeitet in einer Fabrik und hat dort nette Kolleginnen, Kontakt zu Schweizerinnen hat sie jedoch kaum. Der Versuch, eine Partnerschaft mit einem sehr viel jüngeren Mann einzugehen, schien zunächst zu gelingen, dann aber nahmen ihr Misstrauen und ihr Bedürfnis, die Situation stets unter Kontrolle zu haben, wieder überhand, und der junge Mann verließ sie.

Wem gelingt es hier, einen Sinn in der Depression zu erkennen? Wahrscheinlich wird die Frage, wozu das alles gut gewesen sein soll, nie wirklich beantwortet werden können. Das Leben in der Schweiz wird für Frau B. vielleicht mit der Zeit erträglicher, etwa wenn sie eines Tages wieder einen besseren Beruf hat und in einer

Partnerschaft lebt. Aber die jahrelange Krise stellt keinen Wendepunkt, keine Chance zum Aufbruch dar, sie ist der Einbruch eines Menschenlebens, von einem anderen Menschen gemacht, und bleibt letzten Endes unbegreiflich.

Frau T. und Jessica, 15 Jahre alt – Depression als Vorbote des Wandels (Teil 1 – Fortsetzung folgt auf S. 127)

Frau T. war früher Lehrerin gewesen. Nach der Geburt ihrer Tochter Jessica blieb sie jedoch zu Hause, weil sie und ihr Mann sich noch weitere Kinder wünschten. Doch die erhoffte nächste Schwangerschaft blieb aus. Frau T. war eine aufopferungsvolle Mutter und perfekte Hausfrau. Der Stress, den beide Aufgabenbereiche ihr verursachten, nahm jedoch so sehr zu, dass sie sich zeitweise völlig übernahm. So brach sie einige Male während großer Putz- und Aufräumaktionen mit Migräneanfällen und Lähmungserscheinungen zusammen. Nachdem keine organischen Ursachen gefunden wurden, die diese Attacken hätten erklären können, meldete ihr Hausarzt sie zur Psychotherapie an. Zu dieser Zeit war Jessica 15 Jahre alt und blieb immer öfter nach der Schule bei einer ihrer Freundinnen.

Die Therapie wurde von Anfang an als Paartherapie durchgeführt, zu einem der Gespräche kam auch die Tochter dazu. Wie sich herausstellte, fanden Mann und Tochter längst, dass die Mutter sich lieber weniger um den Haushalt kümmern sollte; beide fühlten sich schon nicht mehr wohl zu Hause, weil es zu sauber und ordentlich war. Frau T. schilderte, wie schlecht sie es aushalten könne, einfach irgendwo zu sitzen und es sich gut gehen zu lassen. Die Trauer über das so anders als geplant verlaufene Leben war unter den Eheleuten nie besprochen worden, weil der Mann sich sofort schuldig fühlte – er war gemäß medizinischer Tests fast nicht zeugungsfähig, und die Tochter war wohl nur mit großem Glück entstanden.

Im Verlauf der Therapie schloss das Paar mit dem Kinderwunsch ab. Frau T. fand eine Stelle als Bürokraft in einer Behörde; die hier anstehenden Arbeiten erledigte sie, weil die Zeit genau eingeteilt war, mit Gelassenheit. Im eigenen Haus wurden die Aufgaben neu verteilt und Frau T. überließ es der Tochter, ihr eigenes Zimmer aufzuräumen und zu putzen.

Hier kann man durchaus sagen, dass die Depression eine Wende markiert hat. Veränderung war notwendig geworden, Frau T.

schaffte es aber nicht allein, sie in die Wege zu leiten. Vieles Unausgesprochene lag zwischen ihr und ihrem Mann. Die Tochter war selbstständig geworden und ließ sich nicht mehr als Hauptlebensinhalt vereinnahmen, der Mann schätzte die Sauberkeit und Ordnung gar nicht sehr. Der »Sinn der Depression« lag darin – so sagte es das Paar –, die Eheleute dazu zu bringen, sich endlich über ihren gemeinsamen zukünftigen Lebensentwurf mit nur einem Kind Gedanken zu machen.

Es steht uns nicht zu, darüber zu urteilen, wer mehr erlitten hat: Frau B. oder Frau T. Aber einen bedeutsamen Unterschied können wir erkennen: Während Frau B. auch heute noch wenig Wahlmöglichkeiten hat, ihrem Leben einen neuen Sinn zu geben, hatte Frau T. zumindest gute Voraussetzungen, ihrem Leben eine Wendung zu geben – und sie hat sie genutzt.

Der Weg aus der Depression kann gelingen, wenn die Zusammenhänge im Leben verstehbar sind und Probleme prinzipiell handhabbar erscheinen. Wenn sich dann auch noch neuer Sinn finden lässt, ist der Kampf gegen die Depression schon bald gewonnen. Verstehbarkeit, Handhabbarkeit und Sinn – das sind die drei Dimensionen der sogenannten Salutogenese, frei übersetzt: »Gesunderhaltung« oder »Gesundwerdung«.

Aaron Antonovsky entwickelte das Konzept der Salutogenese, nachdem er bei israelischen Holocaust-Opfern große Unterschiede in der Gesundheit festgestellt hatte. Er fing an zu untersuchen, worin sich die gesunden und die weniger gesunden Opfer unterschieden, und entwickelte einen Fragebogen zu den genannten drei Dimensionen Verstehbarkeit, Handhabbarkeit und Bedeutung/Sinn.[13] Aber Achtung: Gemeint ist nicht, wie verstehbar, handhabbar oder sinnstiftend die Erlebnisse in den Konzentrationslagern gewesen waren; es geht vielmehr um die Einstellungen zum Leben im Allgemeinen. Gesundheitsförderlich ist demnach, wenn jemand normalerweise einen Sinn im Leben sieht, versteht, was geschieht, und glaubt, Einfluss zu haben.

Für die Therapie bedeutet dies, dass Psychotherapeutinnen und -therapeuten darauf abzielen sollten, Verstehbarkeit, Handhabbarkeit und Sinn zu fördern – gerade auch in der Behandlung der Depression. Sie müssen, gemeinsam mit den Klientinnen und Klienten, einen Unterschied erkennen zwischen den vergangenen Erfahrungen und der aktuellen oder künftigen Lebenssituation.

Auch wenn in der Vergangenheit vieles unkontrollierbar gewesen ist, so kann doch heute und in Zukunft das Leben in die Hand genommen werden. Die Therapeutin ist Motor für die Rückgewinnung von Kontrolle. Sie steuert den Prozess zunächst, übergibt aber sobald es geht möglichst viel Kontrolle an die Klientin.

Oft sind aber auch in der Vergangenheit der Klientin, in ihrer Lebensgeschichte, Erlebnisse von Handhabbarkeit zu finden, die für die Lösung der aktuellen Probleme genutzt werden können. Die Lebensgeschichte besteht ja aus vielen Krisen, und darunter sind sicher auch etliche mit gelungenen Krisenbewältigungen. Letztere gilt es aufzuspüren, und manchmal ist dazu eben die Hilfe einer Therapeutin, eines Therapeuten notwendig.

Frau C. und die Trennung vom Partner – Teil 2 *(Fortsetzung von Seite 39)*
Erst nachdem Frau C. einigermaßen Frieden mit den geschiedenen Eltern und mit ihrer eigenen gewundenen Schulkarriere gefunden hat, kann sie neue Bedeutung und neuen Sinn in einem Leben nach der Trennung vom Partner finden. Frau C. denkt nun immer mehr an ihre vielen guten Freunde, mit denen sie ihr Engagement für soziale und politische Themen teilt. Dass sie während ihres Studiums eine schwere Krankheit zu überwinden hatte und ihr Studium danach sehr erfolgreich fortgesetzt hat, weist auf ein (erst nach der schwierigen Schulzeit einsetzendes) enormes Durchhaltevermögen und eine große Freude an Bildung hin. Beides hatte sie zeitweise »vergessen«, in der Therapie kommt es wieder zum Vorschein und erfüllt sie zunehmend mit Stolz. Bei der Suche nach einem neuen Partner, die nun wieder möglich erscheint, will sie sich jetzt nicht mehr allein auf ihre Attraktivität verlassen, sondern auf gemeinsame Wertvorstellungen und Interessen.

Ressourcen für die Krisenbewältigung können aber auch außen, bei anderen Personen liegen, wie das folgende Beispiel zeigt.

Herr U. und die Geschäftsübernahme
Herr U. ist der jüngste von drei Söhnen. Da die älteren andere Berufe gewählt haben, bleibt ihm als Kaufmann die Aufgabe, das von den Eltern aufgebaute Elektrofachgeschäft zu übernehmen. Der Vater hat sehr klare Vorstellungen, wie der Generationenübergang geschehen soll. Herr U. fühlt sich jedoch überfordert bei der Vorstellung, den Betrieb bei gleichbleibender Größe künftig allein führen zu sollen, wäh-

rend bislang der Vater Gesamtleitung und Personalführung und er selbst die finanzielle Führung übernommen hatte. Als der Vater nach einem Schlaganfall als Arbeitskraft komplett ausfällt, wird die Übergabe des Geschäfts plötzlich sehr dringend. Herr U. gerät zuerst in eine manisch-angetriebene Phase, dann in eine depressive Krise. Der Betrieb kann in dieser Zeit nur mit Unterstützung der Geschwister aufrechterhalten werden.

In der Therapie gelingt es Herrn U., gemeinsam mit seiner Frau, die gemeinsamen Wünsche und Bedürfnisse für die Zukunft zu klären. Er fängt an, den Betrieb um einige Teile des Sortiments und um etliche Dienstleistungen zu verkleinern. Eine kaufmännisch ausgebildete Angestellte übernimmt die Buchhaltung, seine Frau die Personalangelegenheiten.

Manchmal kann es also tatsächlich gelingen, einen Sinn in der Depression zu entdecken – auch wenn es anfangs noch zynisch gewirkt hätte, nach dem Sinn zu fragen. Ein neuer Blick auf die bislang unglücklich verlaufene Partnerwahl (Frau C.), den starren und sich nicht erfüllenden Lebensentwurf (Frau T.) oder die einengende berufliche Situation (Herr U.) wurde in den geschilderten Fällen erst in der depressiven Krise möglich. Der Sinn der Depression lag darin, innezuhalten und nachzudenken. Aufgabe der Therapie war es, gemeinsam mit den Patientinnen und Patienten aus einem Grübeln, das sich im Kreis drehte, wieder in ein Denken und Streben zu kommen, das neue Möglichkeiten eröffnet, und dafür alle inneren und äußeren Ressourcen zu mobilisieren, die von der Depression zugedeckt worden waren.

Teil 2
Mit der Depression des Partners umgehen lernen

Wie kann ich helfen?

In den vorangegangenen Kapiteln haben Sie vielleicht an einigen Stellen manche der Erfahrungen wiedererkannt, die Sie selbst und Ihr Partner / Ihre Partnerin schon gemacht haben. Dennoch ist es oft gar nicht so einfach, Empfehlungen aus Büchern wie diesem umzusetzen. Ihre Partnerin oder Ihr Partner ist vielleicht zunächst gar nicht offen für Ihre Vorschläge, oder Sie selbst sind der Meinung, dass Sie gar nicht in der Lage sind zu helfen. Darum soll in diesem Kapitel dargelegt werden, wie Sie selbst eine hilfreiche Einstellung zum Helfen entwickeln und was an Unterstützung Sie anbieten können.

Unterstützung im Alltag ergänzt die Therapie

Eine verzwickte Frage ist, wie viel Hilfe Sie überhaupt leisten können, wenn Sie doch nicht in erster Linie Helferin oder Helfer, sondern Partnerin und Mutter, Partner und Vater sind. Sie haben in diesen Rollen ja viele berechtigte Anliegen an die depressive Person.

Nehmen wir an, Sie und Ihre Partnerin haben gemeinsam drei kleine Kinder, und Sie arbeiten ganztags, Ihre Partnerin halbtags. Da wollen Sie natürlich, dass die Kinder gut versorgt sind, während Sie bei der Arbeit sind; Sie sind an eine gewisse Aufgabenteilung im Haushalt gewöhnt; das Wochenende möchten Sie vielleicht mit der Familie bei Ihren Eltern verbringen; die Freunde erwarten mal wieder eine Einladung zum Essen; Sie wollen zu Hause von Ihren Sorgen im Büro erzählen; die Urlaubsvorbereitungen müssten bald gemacht werden usw. Dann kann es schon ganz schön frustrierend sein, wenn nichts mehr klappt, wenn Ihre Frau plötzlich nur noch müde und energielos ist, die Kinder sich selbst überlässt, über Besuche stöhnt, die Schwiegereltern als Belastung empfindet, die Wäsche nicht mehr wäscht.

Oder nehmen wir an, Sie haben einen Partner, der im Beruf noch nicht so richtig Fuß gefasst hat und auf Stellensuche ist. Sie selbst arbeiten ganztags und kommen abends müde nach Hause. Sie würden sich dann gerne mit Ihrem Partner darüber austauschen, was Sie beide tagsüber erlebt haben, und zur Entspannung ins Kino gehen. Dann ist es schwierig für Sie, zu Hause von Ihrem Partner zu hören, dass er alles sinnlos findet, keine der geplanten Bewerbungen geschrieben hat und dass er keine Lust aufs Kino hat. Was Sie bei der Arbeit erlebt haben, scheint ihn überhaupt nicht zu interessieren; wenn sie anfangen zu erzählen, schalten seine Augen auf unendlich.

Es ist nun schwer genug und im Übrigen auch völlig ausreichend, wenn Sie Verständnis für die Situation Ihrer Partnerin, Ihres Partners entwickeln, sie oder ihn nach Kräften im Alltag unterstützen, klar und deutlich auf den depressiven Zustand ansprechen und Hilfe von außen organisieren. Mehr können und sollten Sie nicht tun. Sie können die Therapie nicht selbst in die Hand nehmen. Bleiben Sie in Ihrer Rolle als Partner und Vater, Partnerin und Mutter. Für die Therapie sind andere zuständig. Einen guten Therapeuten, eine gute Therapeutin zu finden, ist aber wahrscheinlich erst einmal Ihre Aufgabe, falls Ihre Partnerin, Ihr Partner die Initiative dazu nicht selbst aufbringen kann.

Ist die Therapeutin gefunden, könnte eine sinnvolle Aufgabenteilung zwischen ihr und Ihnen so aussehen:

- Sie bewegen Ihre Partnerin, Ihren Partner dazu, einen ersten Termin bei der Therapeutin wahrzunehmen. Zum ersten Termin können Sie mitgehen, wenn Ihre Partnerin, Ihr Partner es sonst nicht schafft.
- Sie informieren zu Beginn die Therapeutin über Ihre Beobachtungen im Familienalltag. Das können Sie auch gut in Anwesenheit Ihrer Partnerin, Ihres Partners tun, wenn Sie gut darauf achten, dass Sie nicht abschätzig über sie bzw. ihn sprechen.
- Sie beobachten die Veränderungen (vor allem, wenn Ihre Partnerin, Ihr Partner Medikamente einnimmt) und melden sie – je nach Absprache – an die Therapeutin zurück.
- Sie unterstützen die Therapie, indem Sie Ihrer Partnerin, Ihrem Partner den dafür nötigen Freiraum lassen, gelegentlich nach den Fortschritten in der Therapiestunde fragen, Veränderungen bemerken und sich darüber freuen, ansonsten aber nicht auf schnelle Veränderung drängen.

- Sie sind offen für Fragen der Therapeutin, die Ihre Familiensituation, Ihre Geschichte als Paar und die Paardynamik betreffen.
- Sie organisieren den Alltag, solange Ihre Partnerin, Ihr Partner es nicht kann.
- Sie sind im Prinzip 24 Stunden am Tag und sieben Tage in der Woche im Einsatz.

Die Therapeutin

- gibt Ihrer Partnerin, Ihrem Partner regelmäßige Termine, anfangs in kürzeren, später in größeren Abständen,
- führt die Therapie so, wie es ihrer Ausrichtung und Ausbildung entspricht,
- vereinbart mit Ihrer Partnerin, Ihrem Partner, welche Themen der beruflichen Schweigepflicht unterliegen und welche sie mit Ihnen besprechen darf,
- bespricht mit Ihnen im Rahmen des »erlaubten« Austausches telefonisch Ihre Sorgen und die eigenen Sorgen, z. B. rund um das Thema Suizidalität; wie die Therapie anschlägt; wie Ihr Alltag funktioniert,
- lädt Sie gelegentlich zu einer Therapiestunde mit ein,
- teilt ihr Wissen über andere Unterstützungsmöglichkeiten (vgl. den Abschnitt «Welche Unterstützung ist sonst noch möglich?«, S. 75ff.) mit Ihnen und unterstützt Sie im Organisieren des Familienalltags,
- bezieht andere professionelle Helferinnen und Helfer mit ein,
- erkennt den Zeitpunkt, ab dem die schon vor der Depression bestehenden Paar- und Familienkonflikte zum Thema gemacht werden können,
- kann sich nur sehr begrenzt auch außerhalb der vereinbarten Termine für Ihre Partnerin, Ihren Partner einsetzen.

All diejenigen Punkte, die den Kontakt mit Ihnen und mit anderen Dritten betreffen, sind längst nicht für alle Therapeutinnen und Therapeuten selbstverständlich. Es kann in der Therapierichtung begründet sein, wenn etwa der Kontakt zu Ihnen sogar regelrecht abgelehnt wird. Dann müssen Sie, gemeinsam mit Ihrer Partnerin, Ihrem Partner abwägen: Ist der Nutzen der Therapie so groß, dass er den Nachteil des fehlenden Einbezugs des sozialen Umfelds überwiegt? Oder fehlen in der Therapie so wesentliche

Aspekte wie das Funktionieren des Alltags, die Versorgung der Kinder und Ihr Zusammenleben als Paar, so dass Sie einen Therapeutenwechsel ins Auge fassen wollen?

Am besten fragen Sie den Therapeuten schon ganz am Anfang, wie er den Einbezug von Ihnen und anderen Dritten in die Therapie sieht. Wenn er sinngemäß etwa sagt: »Ich bin offen für Paargespräche und bin es auch gewohnt, z. B. mit sozialpädagogischen Familienhelferinnen zusammenzuarbeiten. Ich werde aber vor allem darauf achten, was Ihre Frau möchte«, so ist das in Ordnung. Es soll ja wirklich die depressive Person im Mittelpunkt der Therapie stehen.

Schwierig kann es für Sie werden, wenn Sie das Gefühl bekommen, Ihre Partnerin, Ihr Partner entwickle sich im Verlauf der Therapie von Ihnen weg. Dann sind vielleicht alte Konflikte, die in der Depression – vor allem wegen der depressiven Energielosigkeit – zunächst zugedeckt waren, wieder sichtbar geworden. Wenn Ihre Partnerin, Ihr Partner dann in der Therapie für sich entdeckt, dass es eher um Trennung als um eine Fortsetzung der Paarbeziehung geht, müssen Sie das erst einmal akzeptieren. Es ist Ihnen als Paar jedoch zu wünschen, dass dann der Übergang von der Einzeltherapie in eine Paartherapie gelingt. Ob der Therapeut Ihrer Frau dann auch die Paartherapie übernehmen kann, hängt wiederum von seiner Ausrichtung und von seiner Einstellung ab. Manche Therapeutinnen und Therapeuten befürworten in solchen Situationen ganz kategorisch einen Therapeutenwechsel, andere schaffen es ohne weiteres, erst Einzel-, dann Paartherapeut zu sein. Ganz entscheidend hängt es aber auch davon ab, ob *Sie* zu dem Einzeltherapeuten Ihrer Partnerin, Ihres Partners in Paartherapie gehen wollen. Sie brauchen das Vertrauen, dass er sich Ihnen genauso wohlwollend zuwendet und dass er nicht zu stark und zu einseitig Partei für Ihre Partnerin, Ihren Partner ergreift.

Noch eine Bemerkung zum Unterschied zwischen Ihnen und dem Therapeuten im zeitlichen Einsatz: Wenn Sie das Gefühl haben, Ihre Partnerin, Ihren Partner tatsächlich beinahe rund um die Uhr versorgen und überwachen zu müssen, sollten Sie über einen Klinikaufenthalt nachdenken. Sonst laufen Sie Gefahr, sich selbst zu überfordern.

Ruhig und gelassen bleiben: hilfreiche Einstellungen

Wir haben gerade gesehen, welche Auswirkungen die depressive Stimmung Ihrer Partnerin, Ihres Partners auf Ihre Kommunikation als Paar hat und wie verquickt dies mit den Konflikten sein kann, die Sie als Paar schon vor der Depression hatten. Entsprechend schwer kann es für Sie nun werden, auf die Depression Ihrer Partnerin, Ihres Partners ruhig, stark und gelassen zu reagieren. So wäre es nämlich eigentlich, nach Meinung der Fachleute, am hilfreichsten. Um so reagieren zu können, brauchen Sie die entsprechende innere Haltung.

Obwohl es also völlig klar ist, dass Sie bei eigener Verwicklung, etwa in Streitigkeiten, sich kaum »ideal« verhalten können, sollen hier einige hilfreiche Einstellungen genannt werden. Es sind innere Haltungen, die in der Phase der Depression Ihres Partners, Ihrer Partnerin dann durchaus einseitig von Ihnen kommen und vermutlich nur zum Teil beantwortet werden. Was die wechselseitige Interaktion und Ihr Leben als Paar angeht, so werde ich im Abschnitt »Unser Leben als Paar und die Depression« (S. 107ff.) dazu noch mehr sagen.

Mäßig Verständnis zeigen

Sie müssen beileibe nicht alles verstehen, was Ihre Partnerin, Ihr Partner gerade erlebt. Es ist völlig normal, wenn Sie *nicht* alles nachvollziehen, wenn Sie *nicht* ebenfalls gedrückter Stimmung sind, und es ist gut, wenn Sie *nicht* aus lauter Solidarität ebenfalls das Haus nicht mehr verlassen. Es hilft Ihrer Partnerin, Ihrem Partner, wenn Sie etwa sagen: »Ich begreife, dass du im Moment einfach nicht in die Gänge kommst und alles schwarzsiehst. Ich kann es allerdings nicht ganz nachvollziehen, wie es dir geht – weil es mir ganz anders geht. Deshalb musst du mir sagen, was du von mir brauchst.«

Nicht an den Willen appellieren

Erfahrungsgemäß hilft es nicht, an den Willen des depressiven Menschen zu appellieren. »Nun reiß dich doch zusammen« ist keine Aufforderung, die wirklich eine Besserung bringt. Im Gegenteil: Solche Sätze können die Schuldgefühle noch verstärken.

Der Betroffene denkt dann umso mehr, dass er einfach unfähig und zu nichts nutze ist.

Keine Vorwürfe machen, gelassen bleiben

Auch wenn wirklich nichts mehr klappt – versuchen Sie, ruhig zu bleiben und keine Vorwürfe zu machen. In der Depression herrscht ja ohnehin das Gefühl vor, zu nichts fähig zu sein; Vorwürfe können da noch zusätzlich beschämend wirken. Wenn Sie abends nach Hause kommen und Ihre Partnerin starr inmitten eines Chaos sitzt, wäre es schön, Sie könnten sie in den Arm nehmen und sagen: »Ich sehe schon, dir geht es nicht gut und dir wächst gerade alles über den Kopf«, statt zu sagen: »Hast du noch immer nicht die Wäsche gewaschen? Und was ist mit den Hausaufgaben der Kinder, hast du es etwa auch nicht geschafft, die zu kontrollieren?« Oder wenn Ihr depressiver Partner den ganzen Tag über antriebslos auf dem Sofa verbracht hat, könnten Sie ihm anbieten, mit ihm zusammen einen Tee zu trinken, und dann sagen: »Das war anscheinend wieder kein guter Tag für dich.« statt: »Wenn du so weitermachst, findest du nie einen Job. Bin ich eigentlich jetzt für alles zuständig? Du hättest doch wenigstens den Müll wegbringen können.«

Keine Gedanken lesen

Bohrendes Nachfragen, »In-den-anderen-Eindringen« oder gar Erraten, was der andere jetzt braucht, ist eher zu vermeiden. Fragen Sie lieber: »Kann ich irgendetwas für dich tun?«, statt zu sagen: »Du bist sicher so traurig, weil deine Mutter sich nicht gemeldet hat. Du musst ihr mal endlich die Meinung sagen, dass sie dich nicht immer so hängen lässt.«

Herausfinden, was möglich ist und was nicht

Verlegen Sie sich auf eine nüchterne, eher forschende Haltung, indem Sie ausprobieren, was bei Ihrer Partnerin, Ihrem Partner ankommt und was nicht. Reagieren Sie, wenn Sie mit einem Vorschlag abblitzen, eher mit dem Gedanken »Aha, so komme ich also nicht durch« als mit Ärger.

Die eigenen Grenzen erkennen und aufzeigen

Sie dürfen aber auch ruhig zeigen, wo Sie an Ihre eigenen Grenzen gelangen. Sie können (und sollen!) sagen, wenn Ihnen danach ist: »Mir wächst es über den Kopf, die Kinder jeden Morgen zu versorgen und um 8 Uhr bei der Arbeit zu sein. Lass uns eine andere Lösung finden.« Oder auch: »Ich mache mir jetzt zu große Sorgen, dass du dir etwas antust. Ich kann nicht rund um die Uhr in Alarmstimmung sein. Ich möchte jetzt, dass du in eine Klinik gehst, da kann besser für dich gesorgt werden.«

Hoffnung haben und vermitteln, kleine Erfolge für möglich halten

Es wird Ihrer Partnerin, Ihrem Partner helfen, wenn Sie die Einstellung haben und das auch zeigen: »Wir werden das schon schaffen. Gemeinsam sind wir stark.« Man kann sogar versuchen, bewusst kleine Erfolge zu erzielen – indem man sich eine überschaubare Aufgabe aussucht und dann einfach in der Gewissheit, dass sich der Erfolg einstellt, handelt. Sie werden dadurch ein wenig wie ein Motor. Zum Beispiel sagen Sie zu Ihrer Frau: »Komm, wir gehen zusammen zur Lehrerin unseres Sohns und besprechen seine Schwierigkeiten in der Schule«, oder Sie schlagen Ihrem Partner vor: »Lass uns am Wochenende mal gemeinsam die Fahrräder putzen«, und dann loben Sie nach vollbrachter Tat das gemeinsam erreichte Ergebnis.

Vorsichtig optimistisch die Zukunft planen

Sicher ist es nicht angebracht, das ganze aktuelle Elend zu verleugnen und vom neuen Haus am Stadtrand zu schwärmen. Dieser Schritt wäre zu groß. Aber für kleinere Etappen können Sie Pläne machen. Zum Beispiel so: »Wenn es dir wieder besser geht, schauen wir, dass wir dein Zimmer schön einrichten.«

Die Dinge offen ansprechen: hilfreiches Reden

Aus den hilfreichen Einstellungen folgt schon fast automatisch, wie Sie mit Ihrer Partnerin, Ihrem Partner über die Depression reden und welche Aktionen hilfreich sein können. Denn diese Einstellungen wirken sich aufs Sprechen und auf die Handlungen aus. Einstellungen, die Ihnen helfen, nicht selbst in eine Depression zu geraten, helfen indirekt – über das Reden und die Aktionen – auch Ihrer Partnerin, Ihrem Partner, aus der Depression herauszufinden.

In diesem Kapitel sollen vier Leitsätze aufgeführt werden, wie Sie über die Depression sprechen können – eben weil das Sprechen über die Depression bereits einen sehr großen Einfluss auf die Stimmungslage Ihrer Partnerin, Ihres Partners hat.

Depression und Suizidalität offen ansprechen

Das klingt einfacher, als es ist. Wenn Sie sich schon früher wenig über Ihre Stimmungen und Gefühle ausgetauscht haben und in letzter Zeit fast nur noch geschwiegen haben, fällt es Ihnen vermutlich schwer, ein Gespräch über die Themen Depression und Suizidalität zu beginnen. Ein Anfang könnte so klingen: »Du, hast du mal eine Viertelstunde Zeit? Ich muss dich mal was fragen. Mir ist aufgefallen, dass du die Zeitung nicht mehr liest und stattdessen Löcher in die Luft guckst. Auf mich wirkst du irgendwie bedrückt. Ich wüsste gerne mehr von dir – was du denkst, wie es dir geht, was deine Pläne für die nächste Zeit sind.«

Offen über Depression und Suizidalität zu reden, ist besonders schwierig, wenn Sie in letzter Zeit viel Streit hatten. Dann darf es nicht zur »Geheimwaffe« werden, alle Probleme auf die Depression des Partners, der Partnerin zu schieben. Aber in einer ruhigen Minute, wenn der letzte Streit eine Weile her ist, sollten Sie Klartext reden. Etwa so: »Wie geht es dir denn sonst so? Es ist mir klar, dass wir uns in letzter Zeit gegenseitig das Leben schwer gemacht haben. Aber ich glaube doch, dass das bei dir mehr ist als nur eine Reaktion auf unsere Konflikte. Ich mache mir Sorgen, dass du in eine Depression geraten sein könntest. Du wirkst so bedrückt und ohne Lebensfreude, und ich kann mir nicht vorstellen, dass ich der einzige Grund dafür bin. Magst du mir sagen, was dich bedrückt?« Das schwierige Thema Suizidalität könnten Sie z. B. so ansprechen: »Du hast neulich gesagt, dass du nicht mehr leben willst. Hast du denn schon mal daran gedacht, dir das Leben zu nehmen?«

Wenn Sie mit Ihrer Partnerin, Ihrem Partner das Thema Depression und Suizidalität offen angesprochen haben, ist vielleicht auch der Zeitpunkt gekommen, wo Sie ihm bzw. ihr den kurzen Fragebogen aus dem Abschnitt »Nur ›schlecht drauf‹? Oder steckt eine Depression dahinter?« (S. 19) zeigen und ans Herz legen können, ihn zu beantworten.

Die Depression nur als eine Seite des Partners, der Partnerin sehen und ansprechen

Im Sprechen können Sie klarmachen, dass Sie an Ihrem Partner, Ihrer Partnerin noch ganz viele andere Seiten wahrnehmen als nur die depressive. Diese anderen Seiten sind vielleicht im Moment verschüttet, aber es ist wichtig zu zeigen, dass Sie sie kennen und schätzen und dass Sie glauben, dass sie irgendwann wieder stärker als die Depression werden. Sie könnten z. B. sagen: »Du bist normalerweise ein so schlagfertiger und humorvoller Mensch. Die Depression wirft zurzeit einen Schatten darüber, aber ich weiß, dein Humor ist noch da.« Oder: »Jetzt hat deine nachdenkliche Seite für den Moment die Oberhand gewonnen, und die lebenslustige in dir ist untergetaucht.«

Probleme und Lösungen in einem ausgewogenen Verhältnis ansprechen

Wer viel über Probleme spricht, wird nur noch Probleme sehen; wer viel über Lösungen spricht, wird vor allem Lösungen sehen. Dieser Grundsatz der lösungsorientierten Vorgehensweisen, etwa in der systemischen Therapie, hat seine Grenzen im Umgang mit depressiven Menschen. Von Depression Betroffene werden nicht nachvollziehen können, wenn ihr Gegenüber nur optimistisch und lösungsorientiert spricht. Aber umgekehrt geraten zwei Gesprächspartner in einen Strudel von negativen Gedanken und Vorhersagen, wenn sie nur über Probleme sprechen. Günstig ist also, wenn das Sprechen über Probleme und über Lösungen in einem ausgewogenen Verhältnis steht, aber das positive, optimistische Reden ein wenig Übergewicht hat. Beenden Sie also ruhig nach einer Weile das Grübeln, etwa über die hohen Hypotheken auf dem Haus, und sprechen Sie darüber, wie Sie leben werden, wenn die Schulden getilgt sind.

Jede und jeden selbst dafür verantwortlich machen, Bedürfnisse zu äußern

Es ist nicht Ihr Job zu erraten, was Ihre Partnerin oder Ihr Partner gerade braucht. Verweigern Sie es ein Stück weit, Wünsche von den Augen ablesen zu sollen. Umgekehrt dürfen aber auch Sie nicht erwarten, dass Ihre Wünsche und Bedürfnisse erahnt werden. Machen Sie spätestens jetzt vor, wie offen und direkt Bedürfnisse in Ihrer Beziehung ausgesprochen werden können, und ermuntern Sie dazu, es Ihnen gleich zu tun. Wenn Ihre Partnerin, Ihr Partner erlebt, dass mit direktem Ansprechen etwas zu erreichen ist, bekommt sie bzw. er ein Stück Selbstwirksamkeit zurück – das Gefühl, dass das eigene Sprechen und Handeln etwas bewirkt. Das ist ein gutes Gegenmittel gegen das Gefühl der Hilflosigkeit, das in der Depression so dominiert.

Möglicherweise scheint dieser Leitsatz in leichtem Widerspruch zum ersten Leitsatz zum hilfreichen Reden zu stehen, der Ihnen ein aktives Ansprechen der Depression vorschlägt und Ihnen damit ja nahelegt, die Initiative zu übernehmen. Doch das ist etwas anderes, als die Bedürfnisse des anderen zu erraten und das Innenleben des Gegenübers zu interpretieren. Wenn Sie behutsam vorgehen, gibt es keinen Widerspruch. Kurz gesagt: nicht interpretieren, sondern fragen – zuhören – eigene Beobachtungen schildern – nachfragen – zuhören!

Vorsichtig Struktur geben: hilfreiche Aktionen

Was Sie nun wirklich tun können, folgt aus den hilfreichen Einstellungen und dem hilfreichen Reden.

Der Depression einen Namen geben und Platz einräumen

Die erste wichtige Aktion ist, genau nachzufragen und die Probleme zu benennen (siehe oben). Oft bringt es schon eine große Erleichterung, wenn das Problem einen Namen hat. Vielleicht können Sie sogar ein gemeinsames Codewort finden, das für die Depression steht? Das können z. B. Begriffe wie »der Seelenschatten« oder »die schwarze Dame« sein. Das macht die Depression unter Umständen schon etwas handhabbarer und Sie können sie ab und zu zur Seite schieben, zu Hause lassen, wegschicken.

Jammern und Grübeln begrenzen

Weil negative Gedanken sich selbst verstärken und überhäufiges Jammern und Klagen ebenfalls das negative Denken noch weiter steigern, kann es helfen, wenn Sie für negatives Denken und Sprechen einen klaren, eng begrenzten Rahmen setzen. Im Selbsthilfebuch von Gudrun Görlitz[14] wird dafür ein »Grübelstuhl« vorgeschlagen: ein unbequemer Stuhl in einem ungestörten Raum, auf dem täglich für ein kurze Zeit, etwa eine Viertelstunde lang, gegrübelt und geklagt werden darf.

Sie als Partnerin oder Partner können mit dafür sorgen, dass das Grübeln und Klagen Grenzen hat, indem Sie die Grenzen Ihrer Belastbarkeit klarmachen, den Teufelskreis negativen Denkens und Sprechens verdeutlichen und Abmachungen zu deren Eindämmung treffen. Ob das nun nach Art des »Grübelstuhls« funktioniert oder nicht, werden Sie gemeinsam herausfinden.

Entlasten

Signalisieren Sie, dass Sie zwecks Entlastung Ihrer Partnerin, Ihres Partners vorübergehend und aushilfsweise bereit sind, ihre bzw. seine Rollen und Aufgaben zu übernehmen, dass Sie aber im Gegenzug darauf achten werden, dass die dadurch frei werdende Zeit von ihr bzw. ihm gut genutzt wird – für die Therapie, für Bewegung, zur Entspannung.

Immer ein Quantum mehr Energie zeigen

Im Rahmen Ihrer Möglichkeiten können Sie den Motor ersetzen, der Ihrer Partnerin oder Ihrem Partner im Moment fehlt, indem Sie gemeinsame Aktivitäten vorschlagen. Ausgedehnte Spaziergänge gehören in der Regel zu den hilfreichen Aktionen. Wenn die Energie am Anfang nur für einen kurzen Gang um den Block reicht, ist das auch in Ordnung, Sie können die Aktivität ja allmählich steigern. Zu viel Energie hineinzugeben, kann zur Folge haben, dass sich Ihre Partnerin, Ihr Partner besonders unfähig fühlt. Also nicht übertreiben.

Den Tag strukturieren helfen

Für Menschen in einer Depression ist es sehr wichtig, dass ein gewisses Maß an Aktivität aufrechterhalten bleibt oder wiederaufgebaut wird. Wenn jemand nur noch im Bett liegt, ist es für ihn oder sie sehr schwer, aus dem Teufelskreis der negativen Gedanken (»Ich bin nichts wert, ich bringe nichts zustande«) und der Inaktivität herauszukommen. Etwas zu tun ermöglicht schon dadurch, *dass* man etwas getan hat, positivere Gedanken und Gefühle. Sie können Ihrem Partner oder Ihrer Partnerin vielleicht helfen, indem Sie eine Struktur für den Tag besprechen: Aufstehen am Morgen gehört unbedingt dazu, dann die Erledigung einiger Pflichten, aber auch angenehme Aktivitäten und Bewegung. Was jetzt noch angenehm ist, ist – je nach Schweregrad der Depression – gar nicht leicht herauszufinden. Aber weil Sie Ihren Partner, Ihre Partnerin ja noch ganz gut aus besseren Zeiten kennen, können Sie ihm oder ihr auf die Sprünge helfen, indem Sie etwa fragen: »Was willst du dann nach dem Einkaufen machen: eher Radfahren, auf deiner Lieblingsstrecke, oder Kaffeetrinken im Eiscafé, wo du immer so gerne hingegangen bist?« Viele Ideen, wie depressive Menschen sich selbst helfen und wieder zu mehr Aktivität kommen können, sind im Selbsthilfebuch von Gudrun Görlitz aufgeführt. Sie können die Selbsthilfe unterstützen, sollten aber nicht zu enttäuscht sein, wenn nur kleine Schritte möglich sind. Vergessen Sie nicht: Ihre Unterstützung kann eine Therapie nicht ersetzen!

Kontakt zu Familie und Freunden halten

Man kann davon ausgehen, dass es den Angehörigen, Freunden und Bekannten nicht leichtfällt, auf den oder die Betroffene zuzugehen. Sie kennen die Unsicherheit auch: Wie die Person ansprechen? Was reden? Wie sich verhalten, wenn man mit einer Einladung oder einem Vorschlag abgeblitzt ist? Erleichtern Sie der Umgebung den Kontakt, indem Sie – je näher Ihnen die Person steht, desto mehr – darüber informieren, was los ist. Dafür sollten Sie aber vorher das Einverständnis Ihrer Partnerin, Ihres Partners eingeholt haben, damit keine unguten Heimlichkeiten entstehen.

Hilfe organisieren

Damit die Tatsache, dass man es allein nicht mehr schafft und Hilfe braucht, nicht als ein persönliches Versagen verbucht wird, tut es Ihnen und Ihrem Partner, Ihrer Partnerin gut, die Depression als »Krankheit« zu definieren. So wie man nach einem Beinbruch nicht sofort wieder losstürmen kann, ist es auch während einer depressiven Erkrankung völlig klar, dass nicht alles zu schaffen ist – weder für Ihren Partner, Ihre Partnerin noch für Sie. Hilfe ist ja tatsächlich in aller Regel nur vorübergehend nötig, und so sollten Sie die Hilfe auch betrachten. Sorgen, dass Sie die Hilfe nicht wieder loswerden, entstehen vor allem, wenn Kinder betroffen sind und das Jugendamt eingeschaltet wird. Sie können aber beruhigt sein und davon ausgehen, dass die Jugendämter auch am liebsten nur vorübergehend helfen, die Hilfe in aller Regel der ganzen Familie gilt (siehe den Abschnitt «Welche Unterstützung ist sonst noch möglich?«, S. 75ff.) und dazu da ist, die Familie zusammenzuhalten.

Entstigmatisieren

Leider sind psychische Krankheiten immer noch schlechter angesehen als körperliche Krankheiten und mit mehr Vorurteilen behaftet. Gegenüber früheren Zeiten hat sich jedoch schon viel gebessert, und es ist viel weniger als früher ein Makel (»Stigma«), wenn man wegen eines psychischen Problems zum Psychiater oder zur Psychotherapeutin geht. Große Kampagnen zur Aufklärung der Öffentlichkeit, die unter dem Titel »Bündnis gegen Depression« in vielen Bundesländern (D und A) und Kantonen (CH) durchgeführt werden, sollen eine weitere Entstigmatisierung erreichen. Die drei wichtigsten Botschaften dieser Bündnisse sind:

- »Depression kann jede und jeden treffen«,
- »Depression hat viele Gesichter«, und
- »Depression ist behandelbar«.

Jeder Mensch kann zur Entstigmatisierung beitragen, indem er offen und ohne Vorurteile über Depressionen spricht. Wenn Sie persönlich als Angehörige/r eines Menschen mit Depression betroffen sind, ist das besonders wichtig. Es geht natürlich nicht darum, selbst eine Depression zu entwickeln, aber Sie können mit gutem Beispiel vorangehen und offen mit eigenen Belastungen und Ihren psychischen Reaktionen auf diese Belastungen umgehen. Wenn Sie sich ab und zu erlauben, nicht nur Stärke zu zeigen, sondern auch Sorgen und Nöte anzusprechen, öffnet sich das Gespräch für Themen im Bereich des psychischen Wohlergehens.

Die Aktionen, die ich in diesem Abschnitt vorgeschlagen habe, sind relativ »einseitig« – es sind Dinge, die *Sie* tun können, beinahe unabhängig davon, wie Ihre Partnerin, Ihr Partner reagiert. Im Kapitel »Unser Leben als Paar und die Depression« (S. 107ff.) wird es dagegen um die Interaktionen zwischen Ihnen beiden gehen – da wird es dann so komplex, wie es tatsächlich in vielen Partnerschaften ist: Eine leichte oder mittelschwere Depression und die Reaktion auf Paarprobleme sind kaum auseinanderzuhalten.

Wie bleibe ich, wie bleiben die Kinder gesund?

Die Depression Ihrer Partnerin oder Ihres Partners kann für Sie so anstrengend, zermürbend oder beziehungstötend sein, dass Sie in Gefahr sind, selbst in einen Strudel von negativen Gedanken und depressiver Stimmung zu geraten. Für Kinder kann die Depression eines Elternteils so ängstigend und bedrohlich sein, dass sie voller Sorgen sind, ihre Freude am Leben schwindet und sie z. B. in der Schule nicht mehr aufpassen können.

Ihrer Familie nützt es auf lange Sicht nicht, wenn Sie und alle anderen Angehörigen »mitleiden«. Es ist sehr wichtig, dass Sie psychisch stabil bleiben und den Kindern helfen, dass es ihnen auch gut geht!

Selbstfürsorge

Tragen Sie nicht allein zu viel Verantwortung! Wenn Sie das Gefühl haben, dauernd in Alarmbereitschaft zu sein, weil zu Hause etwas passieren könnte, sollten Sie fremde Hilfe holen. So viel Verantwortung kann kein Mensch rund um die Uhr tragen. Auch Sie brauchen Pausen. So können Sie es auch Ihrer Partnerin, Ihrem Partner erklären: Sie brauchen Zeiten ohne Sorgen wegen der Depression – »Urlaub von der Depression« sozusagen –, damit Sie gesund bleiben!

Vielleicht gelingt es ja sogar, gemeinsam Pausen einzulegen – oder zumindest, nicht den ganzen Tag trübe Gedanken zu wälzen, sondern sich auf frühere gute Zeiten zu besinnen. Fotos und andere Erinnerungsstücke aus glücklicheren Zeiten helfen vielleicht dabei.

Aktivitäten, die Sie immer gerne gemacht haben, sollten Sie jetzt auf keinen Fall aufgeben. Wenn Sie etwa gerne auf Bergtouren gehen, sich aber nicht getrauen, Ihre depressive Frau allein zu lassen, können Sie vielleicht eine Freundin Ihrer Frau oder eine Verwandte bitten, Ihre Frau in Ihrer Abwesenheit zu besuchen. Auch Ihre sportlichen Aktivitäten nach der Arbeit sollen nicht zu kurz kommen. Deshalb: Gehen Sie, wie gewohnt, ins Fitnessstudio oder zum Joggen, statt sofort nach Hause zu gehen und das Chaos aufzuräumen. Ihrem Mann und Ihren Kindern können Sie das ruhig gelegentlich zumuten.

Bei der Arbeit können Sie sich unter Umständen nicht so gut konzentrieren, wollen keine Überstunden machen und nehmen keine neuen Projekte an – denn zu Hause ist die Situation besorgniserregend. Dann können Sie sicher mit Ihrer Chefin oder Ihrem Chef kurz darüber reden, was los ist. Es ist besser, sie oder er weiß, warum Sie gerade nicht mit vollem Einsatz arbeiten. Und Sie sollten mit sich selbst großzügig sein: Die Zeiten sind nicht immer so, dass die Karriere vorangetrieben werden kann.

In Selbsthilfegruppen für Angehörige können Sie erfahren, dass Sie mit Ihren Problemen nicht allein sind, und Sie können Informationen einholen, wo es Rat und Hilfe gibt. Wenn Sie das Gefühl haben, von Arbeitskolleginnen, Freunden und Verwandten doch nicht richtig verstanden zu werden, und wenn Sie sich dadurch allein und isoliert fühlen, dann ist eine Angehörigengruppe genau das Richtige. Dort gibt es Menschen, die in einer ähnlichen Lage sind wie Sie.

Den Kindern Halt und Fürsorge geben

Kinder und Jugendliche brauchen in solchen Phasen viel Information und Beruhigung. Ganz schwierig wäre es, wenn sie nur ahnen könnten, was los ist, und von den Eltern nichts Genaues erzählt bekommen. Die kindliche Phantasie ist so lebhaft, dass sich Kinder ganz viel ausmalen, wenn sie keine Fakten erfahren. Das Wissen, das sie brauchen, ist vom Alter abhängig. Aber generell brauchen Kinder und Jugendliche Informationen zu folgenden Fragen:

- Wie soll ich mich meiner kranken Mutter oder meinem kranken Vater gegenüber am besten verhalten?
- Wie kann ich sie oder ihn unterstützen?
- Was ist das für eine Erkrankung?
- Wie gefährlich ist die Erkrankung?
- Kann die Krankheit geheilt werden? Wie?
- Was sind das für Medikamente, die die Mutter / der Vater jetzt einnehmen muss?

- Was macht die Mutter / der Vater beim Arzt oder der Psychologin? Was wird in der Klinik gemacht?
- Ist die Krankheit erblich?

Wenn Sie sich nicht zutrauen, den Kindern zu erklären, was los ist, können Sie auch spezielle Hilfe für die Kinder holen. Fachleute für Kinder und Jugendliche (Kinder- und Jugendpsychotherapeutinnen, Kinder- und Jugendpsychiater, Sozialpädagoginnen) finden die richtigen Worte dafür, was mit der Mutter oder dem Vater los ist. Auf der Webseite www.kipsy.net finden Sie eine Liste mit Projekten, die ganz speziell den Kindern psychisch kranker Eltern gewidmet sind, samt Kontaktadressen.

Eines ist besonders wichtig: Die Kinder sollen sich nicht verantwortlich fühlen dafür, dass ihre Mutter oder ihr Vater depressiv ist. Viele Kinder glauben, sie seien schuld, schließlich geben sie ja tatsächlich häufig Anlass für traurige, ärgerliche oder gereizte Reaktionen der Eltern. Kinder ziehen daher oft den falschen Schluss, dass sie auch die Ursache einer länger anhaltenden Depression sind.

Es kann auch tatsächlich so sein, dass etwa eine depressive Mutter mit einem lebhaften Kind nicht genug Kraft für die Erziehung hat. Da rutschen dann vielleicht sogar Sätze heraus wie: »Mach jetzt endlich deine Hausaufgaben – du machst mich noch ganz krank mit deiner Herumrennerei!« Solche Vorwürfe werden von Kindern oft sehr viel ernster genommen, als man denkt. Deshalb sollten Sie unbedingt Schuldgefühlen entgegenwirken, indem Sie den Kindern gegenüber die Depression als Krankheit darstellen und dabei ruhig ein bisschen stärker als sonst die biologische Seite hervorheben.

- Bei kleinen Kindern (etwa 2 bis 4 Jahre) können Sie sagen: »Die Mama ist krank. Sie hat eine Krankheit, bei der man ganz viel weinen muss. Aber sie weint nicht wegen dir! Der Arzt gibt ihr Medikamente dagegen. Bald geht es ihr hoffentlich besser. Bis dahin muss sie sich viel ausruhen, deshalb bringe *ich* dich jetzt immer abends ins Bett.«
- Bei Kindergarten-Kindern (etwa 3 bis 6 Jahre) können Sie sagen: »Die Mama ist krank. Sie ist oft traurig und immer ganz schlapp, da ist was nicht in Ordnung. Sie geht deswegen zum Arzt / in die Therapie. Wunder dich nicht, wenn sie manchmal ausrastet, wenn du nicht sofort folgst. Da kannst du nichts dafür. Aber

vielleicht kommst du in nächster Zeit besser zu mir, wenn du etwas willst und brauchst, ich habe im Moment die besseren Nerven.«

Für 3- bis 6-Jährige ist das Bilderbuch *Mamas Monster* von Erdmute v. Mosch[15] sehr gut geeignet, um Anregungen zu bekommen und das Sprechen über die Depression zu unterstützen.

- Mit Schulkindern können Sie ruhig schon fast wie mit Erwachsenen reden. Aber auch für sie ist wichtig zu verstehen, dass die Depression einerseits durch Stress verstärkt wird und dem depressiven Elternteil jegliche Belastung (auch die durch Kinder) zu groß erscheint, andererseits aber daran niemand Schuld hat, vor allem nicht das Kind.

Manche Kinder fühlen sich so verantwortlich, dass sie plötzlich ganz ruhig und brav sind, ohne Aufforderung im Haushalt helfen und ihren Eltern auch sonst alles recht machen wollen. Wenn Sie dafür sorgen, dass Ihr Kind ab und zu aus dem Haus kommt und mit anderen Kindern herumtoben kann, schadet diese Rücksichtnahme dem Kind nicht. Sie sollte nur nicht so weit gehen, dass es zu einer Rollenumkehr kommt – indem etwa die Tochter wie eine Mutter für ihre eigene Mutter sorgt. Kinder müssen Kinder bleiben dürfen und ab und zu über die Stränge schlagen.

Andere Kinder werden plötzlich im Kindergarten oder in der Schule auffällig. Dann wird es nötig, das soziale Umfeld mit einzubeziehen.

Markus, 7 Jahre alt, und Lena, 4 Jahre alt (Teil 1 – Fortsetzung folgt auf S. 125f.)

Die Mutter von Markus und Lena leidet an einer schweren Depression und hat kürzlich einen Suizidversuch unternommen. Die Kinder sind vom Vater nicht über die Erkrankung und schon gar nicht über den Suizidversuch informiert worden. Dennoch hat sich Markus seither verändert. Er schläft abends nicht vor Mitternacht ein und kommt morgens nicht aus dem Bett. Die Mutter schreit ihn dann viel an, bis er endlich in die Schule geht. In der Schule verzweifelt die Lehrerin fast an seiner Müdigkeit und Unkonzentriertheit. Lena ist plötzlich sehr brav geworden und versucht, ihren Bruder zu bändigen, wenn er der Mutter nicht folgt. Sie wirkt extrem angespannt und besorgt.

Mithilfe einer Kinder- und Jugendpsychiaterin werden die Kinder im

Beisein der Eltern über die Erkrankung der Mutter informiert. Es stellt sich heraus, dass beide Kinder wussten, dass »etwas Schreckliches« passiert war. Die Psychiaterin erzählt ihnen nun, dass die Mutter so verzweifelt war, dass sie nicht mehr leben wollte, und sich selbst schwer verletzt hat; dass sie aber heute froh ist, dass sie überlebt hat, weil sie doch Markus und Lena und den Papa lieb hat. Die Mutter kann nun den Kindern versprechen, dass sie zum Arzt geht, damit sie ihre Lebensfreude zurückbekommt und nicht wieder so verzweifelt sein muss.
Markus kann seither wieder schlafen, Lena fühlt sich weniger verantwortlich. Markus' Schule und Lenas Kindergarten werden informiert. Die Schule engagiert eine zusätzliche Pädagogin für Markus, die ihm in der Klasse zur Seite steht und ihn in Einzelstunden fördert, so dass er von seinen Leistungen her bald wieder auf dem Stand der Klasse ist.

Eine andere große Aufgabe, die Sie nun haben, besteht darin, den Kindern die Bindung und Sicherheit zu geben, die Ihre Frau, Ihr Mann im Moment nicht geben kann. Je kleiner das Kind, desto mehr geht es darum, die Grundbedürfnisse nach Wärme, Geborgenheit, Nahrung und Sicherheit zu erkennen und zu befriedigen. Wenn Ihre Frau z. B. gar nicht sieht, dass Ihr Kind Hunger hat, müssen *Sie* es bemerken und reagieren. Bei älteren Kindern geht es eher darum, feinfühlig auf andere Bedürfnisse zu reagieren: Anerkennung für Leistungen in der Schule zu bekommen, Freunde finden, sich im Spiel ausprobieren, Antworten auf Fragen bekommen, die Welt erkunden. Auch was diese Bedürfnisse angeht, müssen Sie Ihren Partner, Ihre Partnerin eine Zeit lang ersetzen.

Hilfe von außen annehmen

Es erscheint Ihnen vielleicht zunächst als eine Niederlage, fremde Hilfe annehmen zu müssen, aber: Es ist ja nur auf Zeit! Und es entlastet Sie von einer allzu schweren Bürde, nämlich rund um die Uhr die Verantwortung zu haben.

Aber für diese Zeit dringt jemand in Ihre Privatsphäre ein! Sie müssen auf einmal damit rechnen, dass fremde Personen in Ihrer Küche stehen und das Mittagessen kochen, dass Fremde den Kindern sagen, wie sie ihre Hausaufgaben am besten machen, und dass jemand anders als Sie danach fragt, ob Ihre Partnerin / Ihr

Partner den letzten Arzttermin wahrgenommen hat. Wenn es Ihnen gelingt, die Aufgaben zu verteilen und dann wirklich nur noch Ihren Teil zu erledigen, haben Sie viel Freiheit gewonnen, die Sie für sich nutzen können.

Unser Leben als Paar und die Depression

Wie können Partnerinnen und Partner von depressiven Menschen sich auf dem schmalen Grat zwischen ihren beiden Rollen als »Unterstützerin der Therapie« und als »Partner mit eigenen Bedürfnissen« bewegen? Das ist eine wichtige Frage.

Wenn Sie es schon vor der Depression Ihrer Partnerin, Ihres Partners nicht ganz einfach miteinander hatten, ist die Lage komplex. Ich habe in den vorausgehenden Kapiteln bereits gezeigt, dass es oft schwer ist, Depression und Paarkonflikte in ihren Auswirkungen auf die Stimmungslage und auf das Zusammenleben als Paar auseinanderzuhalten. Im Folgenden soll es deshalb darum gehen, wie Sie beide als Paar das Thema Depression angehen, sich aber auch ganz allgemein mit der Frage nach einem guten Zusammenleben auseinandersetzen können. Denn wenn sich Ihre Paarbeziehung verbessert, bessert sich mit hoher Wahrscheinlichkeit (auf beiden Seiten!) auch die Stimmungslage – und umgekehrt.

Manchmal ist die Depression fast so etwas wie »die Dritte im Bunde«: Sie steht zwischen den Partnern, lauert im Hintergrund oder verhindert vieles im Leben als Paar. Und so, wie Sie selbst von der Depression reden, wirkt sie häufig auch. Machen Sie deshalb einmal folgendes Gedankenexperiment, sagen Sie halblaut vor sich hin:

- »Mein Partner / meine Partnerin hat eine Depression.«
- »Mein Mann / meine Frau ist gerade depressiv.«
- »Mein Partner / meine Partnerin verhält sich gerade wie jemand, der/die depressiv ist.«
- »Als ich ihm/ihr gestern gesagt habe, dass ich es leid bin, hat er/sie sich zurückgezogen.«

Wie fühlt sich das an? Wie wirkt sich das Gefühl, das sich bei diesem Gedankenexperiment einstellt, auf Ihre Einstellung gegenüber Ihrem Partner / Ihrer Partnerin aus: Wie viel können Sie ihm/ihr zumuten, wie sehr machen Sie ihn/sie verantwortlich für den depressiven Zustand, und wer muss etwas tun, um diesen Zustand zu beenden?

- Im ersten Satz »Mein Partner / meine Partnerin hat eine Depression« ist die Depression ein Ding an sich. Sie ist tatsächlich wie ein schwerer Rucksack, eine düstere Begleiterin oder eben eine Krankheit. Sie muss abgewehrt, bekämpft und bewältigt werden. Gleichzeitig ist aber der oder die Betroffene Opfer der Depression und somit ziemlich machtlos. Wie kann da der Kampf gegen die Depression Erfolg haben? Natürlich nur mit fremder Hilfe, mit starken Maßnahmen und Medikamenten.
- Im zweiten Satz »Mein Mann / meine Frau ist gerade depressiv.« kommt zum Ausdruck, dass es um einen vorübergehenden Zustand geht, der allerdings sehr eng mit der Persönlichkeit verknüpft ist. Jemand *ist* intelligent, hübsch, extravertiert, depressiv – das sind Eigenschaften, die nicht so leicht aus eigener Kraft abzulegen sind. Die Bezeichnung »ist depressiv« lässt leicht vergessen, dass da noch andere Eigenschaften sind.
- Im dritten Satz »Mein Partner / meine Partnerin verhält sich gerade wie jemand, der/die depressiv ist.« geht es um zeitlich befristetes Verhalten, und der oder die Betroffene könnte sich auch anders verhalten. Die Zahl der Möglichkeiten, sich zu verhalten, erscheint wesentlich größer.
- Im vierten Satz »Als ich ihm/ihr gestern gesagt habe, dass ich es leid bin, hat er/sie sich zurückgezogen.« wird ausgedrückt, dass es sich bei der depressiven Reaktion um einen Teil einer ganzen Kette von Ereignissen und um einen Kommunikationsbeitrag handelt. Auch hier hätte es anders laufen können – Sie hätten etwas anderes sagen können, Ihr Partner / Ihre Partnerin hätte anders reagieren können.

Wie Sie auf die Äußerungen Ihrer Partnerin reagieren, ist mit entscheidend für die Qualität Ihrer Kommunikation und für die Aussicht auf Veränderung. Überspitzt gesagt, hat das Reden über Depressionen aber auch mit der Machtverteilung in Ihrer Beziehung zu tun. Sind Sie die Person, die im Vollbesitz Ihrer geistigen Kräfte ist, während Ihre Partnerin krank und unzurechnungsfähig ist und Ihrer Hilfe bedarf? Oder betrachten Sie Ihre Partnerin als handlungs- und zurechnungsfähig und glauben von ihr, dass sie die Folgen ihres Handelns abschätzen kann und in der Lage ist, es zu steuern?

Wie schon deutlich wurde, unterscheiden sich Depressionen sehr in ihrem Schweregrad. Was ich hier ein wenig polarisiert darstelle (der eine gesund, die andere krank), ist natürlich oft nicht so klar. Ein Mensch, der z. B. an einer mittelschweren Depression leidet, kann einige Bereiche seines Lebens noch gut selbstständig regeln, wenn auch unter Aufbietung all seiner Kraft; in anderen Bereichen erscheint er nur noch antriebslos. Entsprechend unmöglich ist es, einfache Verhaltensregeln anzuwenden. Außer dieser: Bleiben Sie flexibel – stellen Sie sich darauf ein, dass Sie zeitweise fast so etwas wie ein Cotherapeut sind und die Therapie verständnisvoll unterstützen, dass Sie manchmal aber auch gleichberechtigter Partner sind und bestimmte Dinge von Ihrer Partnerin verlangen können. Um diesen Balanceakt, das »Sowohl – als auch«, geht es in den folgenden Abschnitten.

Einsamkeit und andere schwierige Gefühle

Je nach Schwere der Depression kann es sein, dass Sie nun plötzlich ganz allein mit vielem fertig werden müssen und dass viele liebgewonnene Alltagsroutinen nicht mehr funktionieren. Ihr Partner hat sich zurückgezogen oder sitzt teilnahmslos und wie abwesend daneben. Sie wissen nicht, was Sie ihm noch alles zumuten und zutrauen können; Sie müssen allein entscheiden; Sie haben viel mehr Arbeit im Haushalt und mit den Kindern; Sie machen sich zusätzlich Sorgen um ihn und wissen nicht, ob Sie ihn allein lassen können; Sie haben keinen Gesprächspartner mehr; Sie müssen Ihre Sorgen und Nöte allein mit sich ausmachen.

Diese Situation kann als Verlust bezeichnet werden, obwohl es kein eindeutiger Verlust wie nach einem Todesfall ist. Es ist ein uneindeutiger Verlust[16]: Körperlich ist Ihr Partner anwesend, aber seelisch abwesend. Für manche fühlt sich das an, als sei der andere in einer fremden Welt. Dieses Gefühl kann sehr einsam machen.

In vielen Fällen ist das Denken des Partners, der Partnerin durch die Depression so sehr bestimmt, dass sogar die ganze Persönlichkeit verändert erscheint. Großzügige Menschen werden plötzlich kleinlich und perfektionistisch, aus vertrauensvollen Partnern werden eifersüchtige und kontrollierende Tyrannen, früher flexible Personen sind nun starrköpfig und rechthaberisch. Auch Feindseligkeit, Reizbarkeit und offene Aggressivität kommen nicht selten bei depressiven Menschen vor. Wenn alles schwarzgesehen wird, das Selbstwertgefühl gering ist und man sich selbst für nicht liebenswert hält, ist der feindselige, aggressive Angriff ein Beziehungstest (»Hält sie trotzdem noch zu mir?«) und zugleich eine Suche nach Bestätigung der negativen Weltsicht (»Bestimmt will er jetzt auch nichts mehr von mir wissen!«).

Wenn Sie jetzt mit übergroßer Fürsorglichkeit, Enttäuschung oder Ärger reagieren, ist das zwar sehr verständlich – aber es hilft nicht weiter. Versuchen Sie, die Veränderungen bei der Partnerin, beim Partner als vorübergehend zu betrachten und nicht auf sich zu beziehen. Akzeptieren Sie möglichst, dass Sie in dieser Zeit nicht die Zusammenarbeit und Hilfe von ihr/ihm bekommen können, die Sie gewohnt sind.

Man weiß aus Studien mit Familien psychisch kranker Menschen, dass eine hohe ausgedrückte Emotionalität (»High Expressed Emotion«) als Reaktion auf die Veränderungen beim Kranken den Verlauf der Krankheit ungünstig beeinflussen kann:[17]

- *Übergroße Fürsorglichkeit* entspringt Ihrer Sorge. Sie kann aber vom Betroffenen leicht als abwertend aufgefasst werden: »Ich weiß, was dir gut tut; du selbst weißt es nicht; du bist eben zu nichts fähig, nicht einmal dazu, für dich selbst zu sorgen.«
- *Enttäuschung* entsteht, wenn Sie etwas erwarten, was nicht eintrifft. Wenn Sie Ihrer Enttäuschung Ausdruck verleihen, verstärkt das unter Umständen das Gefühl bei der depressiven Partnerin, nichts wert zu sein.
- *Ärger* ist im Grunde genommen ein Gefühl, das entsteht, wenn Sie hilflos gegen etwas anrennen und es sich nicht ändert; oder wenn Sie etwas zu bekommen versuchen, was es nicht gibt; oder wenn Sie sich durch Rückzug und Suiziddrohungen im Stich gelassen fühlen. Auch dieses Gefühl kann beim Betroffenen wiederum auslösen, sich unwert und nicht liebenswert zu fühlen.

Als günstig gilt dagegen eine gewisse milde Resignation und Gelassenheit: »So ist es eben – da kann ich jetzt wenig tun. Es ist bestimmt nicht böse gemeint. Warten wir auf bessere Zeiten.« Doch wie können Sie diese Gelassenheit erreichen? Die Einstellungen, die im Abschnitt »Ruhig und gelassen bleiben: hilfreiche Einstellungen« (S. 91ff.) beschrieben wurden, helfen Ihnen dabei. Hier sind einige weitere Hinweise, wie Sie mit Ihren eigenen schwierigen Gefühlen umgehen können:

- *Begrenzte Verantwortung:* Machen Sie sich klar, dass Sie nur eine sehr begrenzte Verantwortung für die Gesundung Ihrer Partnerin tragen. Die Hauptverantwortung trägt Ihre Partnerin selbst, und die Hilfe muss größtenteils von außen kommen.
- *Gedämpfte Erwartungen:* Dämpfen Sie Ihre Erwartungen an Ihre Partnerin, damit Sie weniger enttäuscht sind, wenn diese nicht eintreffen. Fragen Sie sich schon im Voraus: Was tue ich, wenn sie sich anders verhält, als ich mir das jetzt erhoffe?
- *Umgelenkte Energie:* Bei aufkommendem Ärger halten Sie inne und versuchen Sie herauszufinden, was Ihnen fehlt. Gibt es andere Wege, es zu bekommen, als Ihre depressive Partnerin dazu zu zwingen? Gibt es andere Menschen, die Ihnen helfen können? Was würden Sie tun, wenn Ihre Partnerin nicht depressiv wäre, und was davon können Sie trotz allem tun und selbst für sich tun?

Ein weiteres schwieriges Gefühl ist die *Trauer*. Trauer ist ein Gefühl, das als Reaktion auf einen Verlust entsteht. Oben ging es um den »uneindeutigen Verlust«: Sie haben gleichsam Ihre Partnerin verloren, die in ihrer eigenen düsteren Welt ist, und Sie kommen vielleicht nicht einmal mehr in ihren Gedanken vor; die Gemeinsamkeit ist dahin. Natürlich sind Sie dann traurig! Das ist normal, und Sie können sich Ihrer Traurigkeit ruhig für eine Weile hingeben. Wichtig ist, dass Sie die Trauer nach einer Weile wieder ablegen und den Alltag anpacken. Sonst wird daraus womöglich auch noch eine Depression. Oder aber eine Verzweiflung, die Sie in Ihrer Handlungsfähigkeit einschränkt.

Respekt und Zuwendung

Die Teile des Begriffspaars Respekt und Zuwendung sind jeweils in beide Richtungen zu denken: Wie zolle ich meinen depressiven

Partner Respekt, auch wenn ich vorübergehend in der stärkeren Position bin? Wie viel Respekt vor mir und meinen Bedürfnissen verlange ich aber auch von meinem Partner und wie wehre ich mich gegen Entwertungen? Und wie zeige ich Zuwendung, auch wenn ich manchmal das Gefühl habe, gegen eine Wand zu rennen? Was fordere ich auf der anderen Seite von meinem Partner an Aufmerksamkeit?

Der amerikanische Paarforscher John Gottman empfiehlt allen Paaren als längerfristige Maßnahmen, um eine glückliche Beziehung aufrechtzuerhalten, unter anderem:[18]

1. Die Partner-Landkarte auf den neuesten Stand bringen: Das Wissen über das, was Ihren Partner interessiert und beschäftigt, überprüfen und gegebenenfalls erneuern.
2. Zuneigung und Bewunderung füreinander zum Ausdruck bringen: Sich auf die positiven Seiten des anderen fokussieren und mit entsprechenden Rückmeldungen nicht geizen.
3. Sich einander zuwenden: Kleine Gesten der Zuneigung zeigen, sich gegenseitig beistehen und im gemeinsamen Gespräch Stress abbauen.
4. Sich vom Partner beeinflussen und ihn dies auch spüren lassen.

Diese Empfehlungen sollten auch und gerade von Paaren beherzigt werden, bei denen einer der Partner unter einer Depression leidet. Denn eine gute Beziehung ist, wie schon gesagt, einer der wichtigsten Schutzfaktoren gegen Depression und gegen wiederkehrende depressive Episoden.

Es gehört aber zu den seltsamsten Phänomenen der Depressionen, dass depressive Menschen häufig sehr egozentrisch erscheinen. Sie sehen nur ihre eigenen Probleme, sind in ihren Gedankengängen gefangen und können sich schlecht auf andere Menschen einstellen. Gerade das aber macht es schwer, Mitgefühl aufzubringen – man ist nur noch enttäuscht oder wütend über so viel Ich-Bezogenheit und Ignoranz. Die Momente, in denen Schuldgefühle (»Ich falle der ganzen Familie zur Last«) ausgedrückt werden, wiegen den Ärger oft nicht auf.

Auch in anderer Hinsicht erschrickt man über sich selbst: Der Mensch, den man etwa für seinen Charme, seine Leistungen im Beruf oder seine Sportlichkeit so geschätzt hat, hat sich völlig in sein Gegenteil verkehrt. Es fällt plötzlich schwer, sich an die positiven Eigenschaften zu erinnern; von allem ist nur noch jammervoll wenig übrig.

Und das liebevolle Auf-den-anderen-Zugehen ist schwer für Sie geworden: Ihre Umarmung wird nicht beantwortet, die Partnerin wird starr oder bewegt sich sogar weg von Ihnen; wenn Sie lächeln, wendet sie sich ab, ihr Gesicht ist wie versteinert, und Ihr Lächeln geht ins Leere; Ihre aufmunternden Worte sind wie gegen eine Wand gesprochen, sie antwortet höchstens einsilbig und negativ.

Je mehr Sie sich bemühen, umso deutlicher zeigt Ihnen Ihre Partnerin: »Du kannst mir nicht helfen.« Manchmal sagt sie das sogar, und manchmal ist dieser Satz noch verbunden mit weiteren schwer zu verdauenden Entwertungen, z. B.: »Ich habe schon bei der Heirat gedacht, dass du der falsche Mann bist.«

Negativbeispiel: Monika und Thomas

Monika und Thomas haben sich vor etwa zwei Jahren beim Tanzen kennengelernt. Thomas war von Monikas Temperament und erotischer Ausstrahlung total fasziniert und hat es sehr forciert, dass sie sich eine gemeinsame Wohnung suchten. Obwohl er keine Kinder wollte, hat er Verhütung nicht thematisiert. Sie dagegen hatte immer schon Kinder in ihrer Lebensplanung vorgesehen und es auf eine Schwangerschaft gerne ankommen lassen. Nun hat das unverheiratete Paar seit einem halben Jahr ein Kind. Monika ist seit der Geburt gedrückter Stimmung, geht nur noch aus dem Haus, um Freundinnen zu treffen, und reagiert gereizt auf Thomas und das Baby.

Wegen ständigen Streits kommen sie in die Therapie. Auch im Therapiezimmer geschieht, was die beiden zu Hause häufig erleben: Er macht ihr Vorwürfe, dass sie sich von ihm zurückziehe. Das sei nicht das, was sie abgemacht hätten. Sie benutze ihn als Babysitter, wolle aber als Partner nichts mehr von ihm wissen. Monika reagiert zunächst zynisch: »Das hättest du wohl gern: den Macho spielen, großartig in der Welt herumposaunen, dass du Frau und Kind hast, während ich daheim sitze und auf dich warte.«

Je aggressiver Thomas daraufhin wird, desto versteinerter sitzt sie da und lässt seine Vorwürfe scheinbar an sich abprallen. Ihr Blick geht in die Ferne, sie sagt kein Wort mehr. Auch die Therapeutin bekommt kaum ein Wort aus ihr heraus. Thomas wird immer wütender und fängt an, Monika zu beschimpfen. Der Therapeutin gelingt es zunächst nicht, ihn zu mäßigen und zu respektvollem Reden zu bewegen. Er schreit schließlich seinen Ärger laut heraus. Sie dreht sich daraufhin noch stärker von ihm weg. Beinahe sieht es so aus, als werde sie gleich

aufstehen und den Raum verlassen. Schließlich gelingt es der Therapeutin, Thomas zu beruhigen. Nun können ein paar Abmachungen getroffen werden, wer sich wann um das Baby kümmert.
Zwei Tage nach diesem Paargespräch ruft Monika die Therapeutin an und teilt ihr mit, dass sie sich trennen werde. Der Auszug aus der gemeinsamen Wohnung sei für das nächste Wochenende vorgesehen, an dem Thomas eine Skitour mit Freunden geplant habe. Monika ist nicht dazu zu bewegen, mit Thomas darüber zu sprechen – weder unter vier Augen noch mit Unterstützung der Therapeutin. Sie habe keine Kraft, sich auf diese Art mit Thomas auseinanderzusetzen.

Hier ist es weder dem Paar selbst noch der Therapeutin gelungen, die Eskalationen zu unterbrechen oder gar zu vermeiden. Solche Eskalationen sind, wenn ein Partner depressiv ist, meist komplementär: Je mehr sich der eine über das unmögliche Verhalten des anderen ereifert, je mehr er schreit und tobt, desto mehr zieht sich der andere zurück, desto schweigsamer wird er (mehr dazu im Abschnitt »Mauern und Streiten«, S. 120ff.).

Respekt und Zuwendung waren auf beiden Seiten nicht zu erreichen. Unklar blieb, ob Monikas depressive Stimmung eine Reaktion auf die vielen Umstellungen nach der Geburt waren (postpartale Depression) oder eine Begleiterscheinung der Streitereien mit Thomas oder beides. Möglich ist aber auch, dass das Unvermögen des Paars, sich konstruktiv mit der neuen Beziehung zu dritt und der Aufgabenteilung auseinanderzusetzen, bei Monika nur wie eine Depression wirkte. Zynismus, Entwertung des Partners, Schweigen, Nur-an-sich-Denken – das können sowohl Hinweise auf eine Depression sein, als auch auf eine schwer gestörte Paarkommunikation. Einiges sprach jedoch dafür, dass bei Monika auch unabhängig von den Paarproblemen eine Depression vorlag: die Reizbarkeit gegenüber dem Kind, die Antriebslosigkeit, der weitgehende Rückzug aus dem sozialen Netz waren nicht nur durch die schlechte Beziehung zu Thomas zu erklären. Aber sicher hat die schlechte Beziehung die Entwicklung der Depression gefördert.

Positiv-Beispiel: Ein älteres Paar und der Respekt
Frau M. ist erleichtert. Die ängstlich-agitierte Depression ihres Mannes, eines Dozenten an einer Hochschule, ist allmählich am Abklingen. Sie

berichtet, dass ihr Mann sie zeitweise an den Rand der Verzweiflung gebracht habe. Er habe sie manchmal richtig arrogant behandelt, sei aber zugleich ganz verzweifelt gewesen. Sie habe sich dadurch helfen können, dass sie sich eine – sozusagen – wissenschaftliche Sichtweise zugelegt habe. Auf diese Weise sei es ihr möglich gewesen, den Krankheitsverlauf bei ihrem Mann mit Interesse, aber auch mit Distanz zu betrachten. Außerdem habe sie ihm immer dann resolut widersprochen, wenn er sie entwertete. Sie habe dann gesagt: »Jetzt gehst du zu weit. Bitte rede so nicht mit mir. Du musst dich schon mit mir zusammentun, anders geht es nicht.«

Frau M. drückt aus, was viele Partnerinnen und Partner depressiver Menschen erleben. Sie zeigt gleichzeitig auf, wie sie gegen die Entwertungen ihres Mannes vorgegangen ist. »Bitte rede so nicht mit mir …« – diese und ähnliche Reaktionen haben dem Paar geholfen, die Interaktionen respektvoll zu halten.

Folgende Anregungen können Ihnen helfen, Respekt und Zuwendung beiderseits – aktiv und passiv – zu erfahren:

- Halten Sie sich vor Augen, was Sie an Ihrem Partner, Ihrer Partnerin immer geschätzt haben und warum Sie ihn/sie geheiratet haben. Erzählen Sie sich Geschichten aus der Zeit, wo Sie Schönes miteinander erlebt haben.
- Melden Sie direkt zurück, wenn Ihr Partner, Ihre Partnerin Sie verletzt hat, und verbitten Sie sich Entwertungen.
- Zeigen Sie durch kleine Gesten, dass Sie Ihren Partner, Ihre Partnerin nach wie vor schätzen und lieben, nehmen Sie aber gedanklich vorweg, dass Sie wenig zurückbekommen werden.
- Vereinbaren Sie mit Ihrem Partner, Ihrer Partnerin minimale Aufmerksamkeit im Alltag. Sie können zum Beispiel erwarten, dass er bzw. sie fragt, wie Ihr Tag gewesen ist, wenn Sie von der Arbeit nach Hause kommen. Aber sprechen Sie Ihre Erwartungen und Bedürfnisse aus!
- Vereinbaren Sie mit Ihrem Partner, Ihrer Partnerin Aufgabenteilung im Haushalt und bei den Familienarbeiten (Kinder vom Kindergarten abholen, Behördengänge, Rechnungen bezahlen). Fragen Sie dazu Ihren Partner / Ihre Partnerin, wie viel für ihn bzw. sie möglich ist.

Es ist nicht leicht, über längere Zeit mit einem depressiven Menschen zusammenzuleben. Tatsächlich werden viele Ehen geschieden, in denen einer der Partner über längere Zeit psychisch krank ist. Umgekehrt ist eine gute Beziehung ein sehr wichtiger Schutzfaktor für die psychische Gesundheit. Das weiß natürlich auch der gesunde Partner, und so sind die Schuldgefühle groß, wenn trotzdem die Trennung gewünscht wird.

Die Gründe für das Scheitern der Beziehung sind komplex: Einer Trennung gehen oft heftige Konflikte voraus. Die Enttäuschung und Wut über die depressive Partnerin ist dann so groß, dass man kein Verständnis mehr aufbringen mag oder kann. Aber auch ohne offene Konflikte kann die Beziehung zermürben. Die Antriebs- und Lustlosigkeit, die mangelnde Lebensfreude der depressiven Partnerin kann geradezu ansteckend wirken. Man geht selbst auch nicht mehr aus dem Haus, die Fahrradtour mag man alleine nicht machen, das Kinoprogramm lockt einen nicht mehr hinter dem Ofen hervor.

Manchmal hilft eine Trennung auf Zeit, in der beide Partner sich darauf besinnen können, was sie aneinander haben und warum es sich vielleicht doch lohnt, auch längere »Durststrecken« zu überstehen. Das Wichtigste ist, dass die Zahl der Eskalationen verringert wird, denn jeder heftige Streit hinterlässt Wunden; das Zweitwichtigste: das Leben wieder genießen lernen, sich zu den kleinen Freuden des Alltags mit Freunden verabreden.

Ein besonders schwieriges Kapitel sind die Suizidabsichten oder auch -drohungen der Partnerin, des Partners. Je nachdem, welche Rolle sie in der Beziehungsdynamik spielen, ist es mehr oder weniger schwer, sich gegen sie abzugrenzen bzw. über sie hinwegzusetzen. Wenn etwa eine Frau das Gefühl hat, ihr Mann wolle sie mit seinen Suizidankündigungen vor allem unter Druck setzen, damit sie ihn nicht verlässt, wird sie sich davon nicht dauerhaft beeinflussen lassen. Liebe gedeiht nun mal schlecht, wenn sie durch Drohungen erzwungen werden soll. Die Zwangslage verschärft sich dadurch, dass auf beiden Seiten die Wahl- und Entscheidungsmöglichkeiten stark eingeengt werden: Er hat Angst davor verlassen zu werden, sieht seine Situation als ausweglos, verzweifelt, setzt seine Partnerin unter Druck. Sie hat Angst vor seinem Suizid, sieht sich der Möglichkeit zu gehen beraubt, zieht sich innerlich zurück. Auswege aus dieser verfahrenen Situation gibt es nur, wenn wieder mehr Wahl- und Entscheidungssituationen entstehen. Eine Paarberatung kann hierbei helfen, aber lebensgefährlich bleibt die Situation so lange, wie der depressive Partner Suizid für den besseren Ausweg hält oder aber im Falle der Trennung eine negative Bilanz zu seinem Leben zieht.

Nicht leicht zu thematisieren sind Probleme mit der Sexualität. Zu den Symptomen der Depression gehört ganz oft die drastische Abnahme der Libido, also des Verlangens nach Sex. Aber ist es nicht auch normal, dass die Lust in langjährigen Beziehungen abnimmt? Was ist Ursache, was ist Wirkung? Ist da zuerst die abnehmende Lust mit verringerter Beziehungszufriedenheit und dann die Depression – oder ist es umgekehrt? Und welche Rolle spielen die Nebenwirkungen der Medikamente, zu denen wiederum auch eine Abnahme der Libido gehören kann? Die komplexen Wechselwirkungen der genannten Faktoren vervielfachen sich, weil die Sexualität für *beide* Partner ein komplexes Geschehen ist.

Barbara und Wolfgang

Barbara geht wegen ihrer mittelschweren Depression schon seit drei Monaten zu einer Psychotherapeutin. Diese stellt jedoch anhand von Barbaras Erzählungen fest, dass die Paarbeziehung eine große Rolle bei der Entstehung und Aufrechterhaltung der Depression spielt, und hat Barbara eine zusätzliche Paartherapie empfohlen. Als Barbara und Wolfgang zur ersten Sitzung kommen, wirken sie auf die Therapeutin sehr distanziert. Wolfgang erzählt, dass er bedingungslos loyal gegenüber seiner Frau sei, obwohl sie ihm in letzter Zeit sehr viel zugemutet habe und sich jeder andere Mann in einer ähnlichen Situation schon längst getrennt hätte. Die Sexualität habe mit jedem ihrer drei Kinder abgenommen und sei nun schon seit zwei Jahren auf dem absoluten Nullpunkt. Barbara werfe ihm jedoch vor, dass er sich zu wenig wirklich für sie interessiere. Nun habe sie seit einem Jahr einen Freund und sage, dass sie sich zum ersten Mal seit vielen Jahren wieder richtig begehrenswert fühle. Weil sie sich aber nicht trennen wolle, sei sie in einer Pattsituation und nun so depressiv, dass sie zu Hause zu gar nichts mehr zu gebrauchen sei und er alles ausgleichen müsse. Barbara bestätigt im Wesentlichen, was Wolfgang sagt, und beschreibt ihre Depression wie einen Lähmungszustand; sie könne weder A noch B sagen,

weder gehen noch bleiben. Sie habe seit Jahren unter Wolfgangs Gleichgültigkeit gelitten, sich ausschließlich auf Kinder und Beruf konzentriert und mit dem anderen Mann nun gemerkt, was ihr in der Paarbeziehung eigentlich fehle.
Die Paartherapie zielt nun darauf ab, verschüttete Ressourcen des Ehepaars wieder hervorzuholen. Unter Anleitung der Therapeutin erzählen sich Barbara und Wolfgang nach langer Zeit erstmals wieder, was sie aneinander gut finden und lieben. Wolfgangs Arbeit im Haushalt wird neu gedeutet als Liebesbeweis und nicht nur als praktische Notwendigkeit angesehen. Die Blumen, die er häufig kauft, bringt er nun ausdrücklich ihr mit, anstatt sie einfach als Routineeinkauf zum Schmücken der Wohnung zu betrachten. Barbara verzichtet auf weitere Treffen mit dem anderen Mann. Vorsichtig beginnen die beiden, ihre Sexualität wieder miteinander auszuleben. Erstmals gelingt es ihnen, sich mit ihren ganz unterschiedlichen Bedürfnissen »einander zuzumuten«. Die Depression ist ein Jahr später kein Thema mehr.

Bei diesem Paar war zuerst die Zufriedenheit mit der Beziehung und der Sexualität immer geringer geworden. Die Überlegungen bei ihr, ob eine Trennung und Scheidung das Richtige wäre, führten sie in eine starke Ambivalenz und Entscheidungsunfähigkeit und letzten Endes in eine Depression.

Im nächsten Beispiel geht es um eine Frau, die in ihrer Lebensgeschichte sexuelle Probleme und depressive Episoden erlebte, die mit der Zeit die Beziehungszufriedenheit des Paars immer stärker beeinträchtigten.

Klara und Herbert
In 30 Ehejahren kam es zwischen Klara und Herbert immer wieder zu heftigem Streit um die Sexualität: Herbert meinte, es sei normal, dass ein Paar mindestens zweimal in der Woche Sex miteinander habe, aber Klara war sehr oft nicht »in Stimmung«. Folge des Streits war jeweils ein wochenlanger Rückzug Klaras, fünfmal sogar eine so schwere Depression, dass Klinikaufenthalte nötig wurden. Herbert hatte während der Streitereien schon oft mit Trennung gedroht, diese Drohungen aber jeweils zurückgenommen, wenn seine Frau depressiv wurde. Beim sechsten Klinikaufenthalt berichtet Klara ihrer Therapeutin, dass ihr Stiefvater sie im Alter von 12 bis 15 Jahren sexuell missbraucht hatte. Seither sei sie »sexuell gestört« und ekle sich beim Sex.

In die Therapie, die nach der Entlassung aus der Klinik in eine ambulante Therapie übergeht, wird Herbert immer mehr einbezogen. Klara gelingt es nach langem Abwägen der Vor- und Nachteile, ihrem Mann gegenüber das lange gehütete Geheimnis zu lüften. Herbert wird zunächst wütend, weil er so lange auf Sex verzichten musste, ohne den Grund zu wissen, zeigt dann aber Verständnis für die Probleme seiner Frau. Die weiteren Paargespräche dienen der Aufarbeitung dessen, was nun endlich offen zutage liegt. Die depressiven Symptome werden als früher notwendige, später eher hinderliche Schutzmechanismen gegen unerwünschte Annäherungen verstanden. Klara und Herbert beginnen, offen auszusprechen, was sie sich an Nähe und Zärtlichkeit wünschen.

Bei diesem Paar war eine alte, traumatische Geschichte bei der Partnerin noch sehr virulent. Der Partner kannte diese Geschichte aber nicht und hatte deswegen zu wenig Chancen, etwas an der gestörten Kommunikation zu verändern. Erst die therapeutische Bearbeitung des alten depressionsauslösenden Traumas ermöglichte es dem Paar, die aktuellen Probleme mit der Sexualität zu besprechen.

Beide Beispiele haben gezeigt, wie eng verknüpft Depression, Liebe und Sexualität sind. Die Grundfesten einer Beziehung sind erschüttert, wenn Sie nicht mehr sicher sind, ob Sie sich lieben. Sie brauchen jetzt Geduld und gute Nerven, um nicht zu stark ins Zweifeln zu kommen. Folgende Punkte sind als Hilfen zum Nachdenken zu verstehen:

- Wenn Sie in puncto Sexualität von der Annahme ausgehen: »Er kann nicht« oder »Sie kann nicht«, werden Sie sich weniger beeinträchtigt fühlen, als wenn Sie denken: »Er will nicht« oder »Sie will nicht«.
- Beziehen Sie Rückzug und Abschottung Ihres Partners, Ihrer Partnerin nicht zu stark auf sich.
- Überlegen Sie aber dennoch, was für Gründe der (sexuelle) Rückzug Ihrer Partnerin, Ihres Partners haben könnte: Sind es vorwiegend Beziehungsprobleme, die allmählich zugenommen haben? Sind es Auswirkungen akuter Probleme, z. B. nach einer Außenbeziehung? Sind es Nebenerscheinungen einer Depression?

- Üben Sie sich in Geduld, oder versuchen Sie zumindest, nicht in Rage zu geraten. Vermeiden Sie Eskalationen.
- Sprechen Sie mit Ihrem Partner, Ihrer Partnerin, wenn möglich ohne Vorwurf, über Ihre Bedürfnisse an Zärtlichkeit und Sexualität. Finden Sie umgekehrt heraus, was seine/ihre Bedürfnisse sind.

Mauern und Streiten

Fast jedes Paar streitet – zumindest gelegentlich. Doch das muss noch lange nicht bedeuten, dass die Ehe schlecht ist und auf die Scheidung zusteuert.

John M. Gottman, Paarforscher und ehemaliger Professor für Psychologie an der Universität Washington, behauptet, dass er die Qualität der Beziehung und das Scheidungsrisiko allein am Kommunikationsstil eines Paares erkennen kann.[19] In seinem sogenannten »Love Lab«, dem Ehelabor, hat er die Kommunikation von hunderten Paaren untersucht, indem er sie bei Diskussionen und Gesprächen, beim Frühstück und bei der gemeinsamen Lösung von Problemen beobachtete, Videoaufzeichnungen machte und physiologische Daten erhob. Mit 90-prozentiger Wahrscheinlichkeit könne er voraussagen, welche neuverheirateten Paare verheiratet bleiben und welche nach vier bis sechs Jahren geschieden sein werden. Die Methode kann auch angeblich mit immerhin noch 81-prozentiger Genauigkeit voraussagen, welche Ehen die nächsten sieben bis neun Jahre überstehen.

Von großer Bedeutung für eine gelingende Kommunikation ist nach Gottman, dass Paare lösbare von unlösbaren Problemen unterscheiden. Viele Uneinigkeiten, etwa bezüglich Lebensstile oder Wertvorstellungen, sind nicht wirklich lösbar. Entscheidend für die Qualität der Beziehung ist dann, dass das Paar respektvoll mit diesen Unterschieden umgehen lernt. Beim Streiten sollten Paare sich also auf die lösbaren Problemen konzentrieren, z. B. auf den Umgang mit Stress im Beruf, die Kontakte mit den Schwiegereltern, größere Geldausgaben, die Frage nach der Häufigkeit und der Art von Sex, die Aufgabenverteilung im Haushalt oder Zuständigkeiten in der Kindererziehung.

Wenn in der Kommunikation dagegen die folgenden Dinge zu beobachten sind, steht es nicht gut um die Beziehung:

- Ein grober Auftakt: Das Gespräch fängt mit einer Kritik, einer sarkastischen Bemerkung o. Ä. an.
  Und dann geht es oft so weiter: Es herrscht ein negativer Kommunikationsstil vor, hervorgebracht durch die vier von Gottman beschriebenen »apokalyptischen Reiter« Kritik, Verachtung, Abwehr und Mauern.
- *Kritik:* Kritik ist viel umfassender als eine einfache Beschwerde. Eine Beschwerde betrifft ein bestimmtes Ereignis, bei dem der Partner etwas gemacht hat, was dem anderen nicht passt. Kritik hingegen zielt gleich auf die ganze Person; Schuldzuweisungen und Anklagen, Nörgeln und Entwertungen stellen den Charakter des Gegenübers infrage. Frauen äußern meist mehr Kritik als Männer. Sie lösen damit Stress aus, der die Lösung der Probleme behindert.
  Beispiel: »Du hättest mich fragen sollen, bevor du den Flug nach Berlin buchst; ich wäre vielleicht gerne mitgekommen.« (Beschwerde) – »Du denkst immer nur an dich. Ich bin dir wohl egal!« (Kritik)
  Häufige Kritik ist noch kein Hinweis dafür, dass Trennung und Scheidung bevorstehen. Aber sie ebnet den Weg für die anderen, noch gefährlicheren apokalyptischen Reiter:
- *Verachtung:* Höhnische, sarkastische, zynische Bemerkungen und Beleidigungen drücken Geringschätzung aus. Verstärkt werden die verbalen Äußerungen noch durch nonverbale Zeichen von Verachtung wie Stöhnen oder Augenverdrehen. Wem in einer Auseinandersetzung so viel Abneigung entgegenschlägt, der gerät gewaltig unter Stress. Die Situation kann nun kaum noch geklärt, der Konflikt nicht mehr gedämpft werden.
  Beispiel: »Soso … Madame will also wieder mal diskutieren, wie die Arbeit daheim aufgeteilt werden soll! Nur, damit du dich mit deinen Weibern zum Joggen treffen kannst? Du glaubst doch wohl nicht im Ernst, dass ich so was mitmache!«
- *Rechtfertigung:* Zwar ist es verständlich, dass sich jemand, der angegriffen wird, rechtfertigt. Der Effekt in einem Streit ist aber meist nicht, dass der andere dann einlenkt und mit der Kritik oder Verachtung aufhört. Im Gegenteil: Die Rechtfertigung kann so viel Gegenangriff enthalten, dass die Eskalation ihren

Lauf nimmt. Außerdem wird durch Rechtfertigung oft verleugnet, dass man selbst auch einen Anteil am Konflikt hat.
Beispiel: »Ich habe doch wohl auch ein Recht, mal was für mich zu unternehmen! Es geht nicht immer nur um dich.«

- *Mauern:* Der Empfänger der Kritik und Verachtung macht dicht und tut so, als höre er nichts mehr. Er hat schaut weg, zeigt keine Regung, geht unter Umständen sogar aus dem Raum. Meist sind es die Männer, die mauern.

Die vier apokalyptischen Reiter sorgen allesamt für Stress. Es kommt zu einer gefühlsmäßigen Überflutung und zu körperlichen Stresssignalen wie hohem Puls und Schweißausbrüchen, die evolutionsbiologisch bedingt sind, wie Gottman erläutert: »Der menschliche Körper [...] reagiert auf dieselbe Weise, ob Sie nun einem Säbelzahntiger gegenüberstehen oder einer mit Verachtung argumentierenden Person, die fragt, warum Sie nicht daran denken können, die Klobrille wieder herunterzuklappen.«[20]

Männer und Frauen zeigen recht unterschiedliche körperliche Reaktionen auf Stress: Männer reagieren stärker als Frauen mit einem Anstieg von Adrenalinspiegel, Blutdruck und Herzfrequenz. So begründet Gottman, dass es in 85 Prozent der Fälle der Mann ist, der sich aus einem Streit ausklinkt, indem er den Raum verlässt oder in eine scheinbar emotionslose Starre verfällt. Innerlich kocht er, und um Schlimmeres zu vermeiden, steigt er aus dem Streit aus.

Auch glückliche Paare kennen die vier apokalyptischen Reiter. Sie sind aber fähig, deren dauerhaften Einzug zu verhindern, indem sie gegenlenken. Unglücklichen Paaren gelingt das nicht. Bei ihnen kommt zum negativen Kommunikationsstil hinzu:

- Scheiternde Rettungs- und Reparaturversuche: Brückenschläge wie Einlenken (»Ich liebe dich doch«) werden vom anderen ignoriert. (Von später geschiedenen Paaren ignorierten in einer Studie 82 Prozent der Männer die Brückenschläge ihrer Frau, 50 Prozent der Frauen die ihres Mannes – versus 19 und 14 Prozent bei nicht geschiedenen Paaren.)
- Schlechte Erinnerungen an die Beziehungsgeschichte: Sie dominieren die positiven Erinnerungen. (94 Prozent derer, die ihre Beziehungsgeschichte spontan positiv schildern, haben eine gute Ehe-Prognose. Paare mit hohem Scheidungsrisiko erinnern sich

weniger und wenn, dann negativer, da sie sich auf die Fehler des Partners konzentrieren.)

Wenn einer der Partner depressiv ist, ist die Gefahr, dass diese Zeichen auftreten, zumindest zeitweise vergrößert.

Eine beliebte Waffe des »Stärkeren« ist es, den anderen im Streit als »psychisch krank« zu bezeichnen. Damit möchte man ausdrücken, dass der andere gestört, man selbst aber völlig normal ist und somit das Recht auf seiner Seite hat. Diese Waffe hat aber sehr zweifelhafte langfristige Wirkungen. Indem Sie den Partner klein, krank und hilflos machen, fühlt er sich ohnmächtig in der Auseinandersetzung. Auch wenn Sie durch diese Strategie vielleicht kurzfristig im Vorteil sind – langfristig führt sie nur in ungute Machtverhältnisse.

Aber auch der »Schwächere«, also die depressive Partnerin oder der depressive Partner, benutzt Waffen. Vor allem kritische oder sarkastische Äußerungen, Mauern gegen Diskussionsangebote, das Nicht-Eingehen auf Rettungsversuche sowie negative Erinnerungen könnten Ihnen vermehrt entgegengebracht werden und bei Ihnen zu Stress führen.

Kurz gesagt, wird die von Ihnen angebotene Hilfe mit verstärkten Hilflosigkeitsgefühlen und eventuell Feindseligkeit beantwortet. Wenn es Ihnen gelingt, ruhig zu bleiben und sich davon nicht ärgern zu lassen, können Sie weitere Eskalationen verhindern. Vor allem sollten Sie aus der »Entwertungsspirale« aussteigen: Sie lassen Ihre Hilfsangebote nicht entwerten, entwerten aber auch Ihren Partner, Ihre Partnerin nicht, indem Sie ihn bzw. sie noch hilfloser machen.

Eine entscheidende Frage ist: Wann sollten Sie unterstützend und gelassen reagieren, wann ist die Bearbeitung von Konflikten angebracht? Diese Frage müssen sich auch die vielleicht eingeschalteten Therapeutinnen und Therapeuten stellen. Eine einfache Faustregel dazu lautet: Wenn Paarkonflikte schon vor der Depression vorhanden waren, sollten sie nach Abklingen der Depressionssymptome bearbeitet werden. Wenn die Paarbeziehung dagegen erst durch die Depression problematisch geworden ist, brauchen Sie nach Abklingen der Depression keine weiteren Konfliktbereinigungen.

Die Situation der Kinder

Vieles, was an Hilfe für die Kinder organisiert werden kann, wurde im Abschnitt »Den Kindern Halt und Fürsorge geben« (S. 102ff.) bereits gesagt. Hier soll es nun vor allem darum gehen, wie die komplexen Wechselwirkungen zwischen Paarbeziehung, Elternrolle und Beziehung zu den Kindern während und nach einer Depression aussehen können.

Kinder im Kleinkindalter (0 bis 3 Jahre), die in ihrer normalen Entwicklung beeinträchtigt werden, neigen eher zu sogenannten internalisierenden Störungen: Sie ziehen sich zurück, zeigen unsicheres Bindungsverhalten (Klammern, Weinen, keine Erleichterung und kein Trost, wenn die Bindungsperson nach Abwesenheit zurückkehrt), erforschen ihre Umgebung weniger aktiv als andere Kinder und zeigen unter Umständen eine verzögerte Sprachentwicklung.

Kinder im Vorschulalter (3 bis 6 Jahre) dagegen neigen häufig eher zu externalisierenden Störungen wie hyperaktiven oder aggressiven Verhaltensweisen.

Kinder im Schulalter (6 bis 12 Jahre) fühlen sich schnell verantwortlich. Gleichzeitig können sie aber auch wütend darüber sein, dass sie nicht wie die anderen Kinder aufwachsen. Die Eltern fangen an, »peinlich« zu werden, und doch werden sie als Rückhalt noch sehr gebraucht. Allmählich werden die Gleichaltrigen wichtiger.

Jugendliche in der Pubertät (12 bis ca. 17 Jahre) orientieren sich vor allem an den Gleichaltrigen. Man ist jetzt unter Umständen gern und oft außer Haus – hier gilt es, das richtige Maß zu finden. Zusätzlich braucht es ein erwachsenes Gegenüber, dem manchmal sehr viel Standfestigkeit abverlangt wird. Wenn ein depressiver Vater oder eine depressive Mutter die erforderliche Kraft nicht hat, suchen sich manche Jugendliche ihren Widerpart außerhalb der Familie.

Junge Erwachsene müssen sich vom Elternhaus ablösen. Im Extremfall und bei lang dauernden Depressionen kann es vorkommen, dass »große Kinder« nicht aus dem Haus gehen, weil sie in zu großer Sorge sind, dass in ihrer Abwesenheit etwas Schlimmes passiert.

Wenn man Menschen, die mit einem psychisch kranken Elternteil aufgewachsen sind, um eine Schilderung ihrer Kindheit bittet, beschreiben sie ihre Gefühle im Rückblick so: Sie hätten unter massiven Schuldgefühlen gelitten, sich hilflos gefühlt, seien verunsichert und desorientiert gewesen. Ihre Selbstachtung sei gering, ihr Selbstwertgefühl vermindert gewesen. Sie hätten den Eindruck gehabt, die depressive Mutter / der depressive Vater habe kein Verständnis für sie als Kind gehabt. Sie selbst hätten sich ein Stück weit aufgeben und die Elternrolle übernehmen müssen. Zur Angst vor Gewalt oder Suizid des Elternteils sei die Angst gekommen, selbst an der psychischen Störung zu erkranken.

Sozial gesehen, kommt es unter Umständen zu vorübergehenden Trennungen durch stationäre Aufenthalte des erkrankten Elternteils. Die Familie steht häufig isoliert da, sei es dadurch, dass sie sich selbst isoliert, oder dadurch, dass sie von anderen gemieden wird. Manchmal kommt es zu einem sozialen Abstieg, z. B. wenn der Hauptverdiener der Familie krankheitsbedingt ausfällt. Wenn zu Hause nicht mehr aufgeräumt, geputzt, gekocht und gewaschen wird, versinkt das Leben im Chaos. Die Kinder laden spätestens dann ihre Freunde und Freundinnen nicht mehr nach Hause ein.

Die Kinder sollten, wie schon gesagt, ihrem Alter entsprechend darüber informiert werden, was los ist. Doch hier kann Ihnen die Paardynamik einen Strich durch die Rechnung machen. Wenn Sie als Vater zum Beispiel Ihren Kindern erklären wollen, warum die Mama so viel weint und kein Essen mehr für sie kocht, und dafür die Depression der Mutter als Erklärung heranziehen, sieht Ihre Frau das möglicherweise ganz anders. Sie hält vielleicht die Schwierigkeiten in Ihrer Paarbeziehung für die Ursache und würde nie auf die Idee kommen, dass es um eine Depression gehen könnte. Sprechen Sie sich also unbedingt vorher ab, was Sie den Kindern sagen. Aber sagen Sie etwas! Und zwar so, dass das Kind sich nicht selbst die Schuld gibt und dass es nach dem Gespräch weiß, wie es sich der Mutter gegenüber verhalten soll und was es tun kann, um sie zu entlasten. Wichtig ist auch, dass es unterscheiden lernt zwischen den gesunden und den kranken Anteilen bei der Mutter.

Markus, 7 Jahre alt, und Lena, 4 Jahre alt (Fortsetzung von S. 104f.)

Der Vater erklärt Markus in Absprache mit seiner Frau, dass die Mutter im Moment sehr müde und ohne Energie ist, sich erholen muss und dass sie deswegen für eine Zeit lang Markus nicht mehr morgens für die Schule wecken wird. Markus bekommt einen Wecker. Der Vater schaut

in den ersten Tagen noch nach, ob Markus wirklich alleine aufsteht, und wartet später nur noch am Frühstückstisch darauf, dass Markus zum gemeinsamen Frühstück kommt. Bevor Markus das Haus verlässt, geht er zur Mutter ins Schlafzimmer und gibt ihr einen Abschiedskuss. Die Mutter sagt ihm, welche kleine Aktivität (ein kurzes Spiel, ein gemeinsamer Einkauf, Vorlesen) sie an diesem Tag zusammen machen werden, wenn Markus aus der Schule und Lena aus dem Kindergarten zurückkommen. Der Vater hat dies am Vorabend gemeinsam mit der Mutter überlegt und geplant.
Lena geht wie gewohnt in den Kindergarten. Der Vater erklärt ihr, dass er sie in der nächsten Zeit dorthin bringen wird, weil die Mutter noch krank ist und sich erholen muss; dass die Mutter einer Freundin sie nach der Mittagsruhe im Kindergarten wieder nach Hause bringt; dass eine Haushaltshilfe kommt, so dass Lena nur beim Tischabräumen zu helfen braucht und ansonsten nur, wie gewohnt, ihr Zimmer aufräumen muss. Der Vater bespricht mit zwei weiteren Müttern von Kindergartenkindern, dass sie Lena regelmäßig nachmittags zum Spielen abholen.

Sorgen Sie trotz aller Schwierigkeiten für klare Strukturen und Regeln *innerhalb der Familie*, gehen Sie aber besonders einfühlsam auf die Kümmernisse und Bedürfnisse Ihres Kindes ein. Dabei geht es nicht darum, dass Sie in Konkurrenz zu Ihrem »unfähigen« Partner, Ihrer »abgetauchten« Partnerin treten, sondern dass Sie zeitweise eine wichtige Funktion übernehmen, die Ihr Partner, Ihre Partnerin im Moment wegen der Depression nicht ausfüllen kann.

Herr B. und die drei Kinder (12, 10 und 1 Jahr alt)
Der schwer depressive Herr B. beklagt, dass er machen könne, was er wolle – die Kinder, insbesondere die Älteste, tanzten ihm auf der Nase herum. Die Lebenspartnerin von Herrn B., Mutter der drei gemeinsamen Kinder, beklagt sich ihrerseits über seine Passivität, und meint, dass das rebellische Verhalten der Tochter sie nicht verwundere. Beide Eltern sprechen nun Regeln ab, auf deren Durchsetzung für die nächste Zeit vor allem die Mutter achten soll. Herr B. übernimmt nur die Erziehungsaufgaben, zu denen er sich in der Lage fühlt. So bereitet er das gemeinsame Abendessen zu, wickelt und badet den Jüngsten und hilft dem 10-jährigen Sohn bei den Hausaufgaben.

Sorgen Sie *außerhalb der Familie* dafür, dass Ihr Kind zu anderen Erwachsenen positive Beziehungen unterhält und fördern Sie die Einbindung Ihres Kindes in andere Gemeinschaften. Überwinden Sie dafür Ihre Scham, die Sie vielleicht empfinden, weil in Ihrer Familie gerade nicht alles optimal läuft. Vermitteln Sie auch Ihrer Partnerin bzw. Ihrem Partner, dass Ihre Kinder jetzt gute Kontakte zu anderen Menschen brauchen.

Beispiel: Frau T. und Jessica, 15 Jahre alt (Fortsetzung von S. 80)
Jessica bleibt immer öfter von zu Hause weg. Nach Aussagen des Vaters hält sie es zu Hause, in dieser deprimierenden Stimmung, nicht mehr aus. In Absprache mit seiner Frau nimmt der Vater Kontakt zu den Müttern der wichtigsten Freundinnen von Jessica auf, informiert sie kurz und sachlich über die Depression seiner Frau und vereinbart eine gemeinsame Haltung aller Eltern zum abendlichen Ausgang der Töchter. Die Patentante von Jessica übernimmt es, mit Jessica über Verhütung zu sprechen.

Der Umgang mit Familie und Freunden

Wie kommt es eigentlich, dass eine psychische Krankheit, mehr als jede körperliche Krankheit, zu Rückzug oder gar Vereinsamung führt? Bei einem Beinbruch ist es Sitte, Unterschriften auf dem Gips zu sammeln; nach einer Operation muss man schon fast die Besucherströme regeln, damit es nicht zu viel wird – die Freundinnen und Freunde wollen zeigen, dass sie an einen denken und den Genesungsprozess begleiten. Warum ist das bei psychischen Krankheiten so ganz anders?

Bei psychischen Krankheiten wie einer Depression können gleich mehrere Faktoren dazu führen, dass ein anderer, sehr zurückhaltender Umgang mit den Betroffenen gepflegt wird:

- Die Betroffenen und ihre Angehörigen sprechen häufig selbst nicht deutlich aus, um was für ein Problem es sich handelt.
- Die Symptome sind sehr »persönlichkeitsnah«: Die lebensfrohe, immer optimistische Freundin wirkt plötzlich zynisch und verbittert; dem engagierten und zuverlässigen Arbeitskollegen scheint auf einmal alles egal zu sein. Man meint dann, die Freun-

din oder der Arbeitskollege hätte sich grundlegend verändert. Sie sind einem fremd geworden, man versteht sie nicht mehr.

- Wenn man über die Depression spricht, berührt man womöglich gleich sehr intime Fragen und riskiert, dass die gewohnte, fein abgestimmte Regelung von Nähe und Distanz nicht mehr funktioniert.
- Die Ursache wird noch oft in einer Schwäche der Person gesehen: Man fragt sich, ob die oder der Betroffene nicht vielleicht doch etwas falsch gemacht hat und ob die Depression nicht behoben werden könnte, indem sie oder er sich »zusammenreißt«.
- Der Verlauf ist ungewiss, und das macht Angst nachzufragen: Selbst Ärzte und Psychotherapeutinnen können nicht sagen, ob es zwei Wochen oder mehrere Monate braucht, bis das tiefste Tief durchlitten ist.
- Als Freundin oder als Arbeitskollege fragt man sich vielleicht, was man versäumt hat; ob man etwas zum schlechten Gesundheitszustand beigetragen hat; ob man sich nun lieber fernhalten sollte, um es nicht noch schlimmer zu machen.
- In private Angelegenheiten will man sich nicht einmischen – und sind es nicht vielleicht irgendwelche Eheprobleme oder Streitigkeiten zwischen Geschwistern, die die Depression verursacht haben und die einen nichts angehen?
- Bei manchem Außenstehenden besteht auch die Sorge, man könne sich »anstecken« und die depressive Stimmung übertrage sich auf einen selbst.

Viele Familienangehörige und Freunde ziehen sich also zurück. Dabei wäre es so wichtig, dass all diese Fragen offen angesprochen werden und dass weder Kontaktabbruch noch Kontaktpause entsteht! Als Partner oder Partnerin eines depressiven Menschen können und sollten Sie, wenn Sie bei Freunden und Arbeitskolleginnen solche Überlegungen erahnen oder ein Rückzugsverhalten beobachten, offensiv vorgehen und versuchen, die Bedenken von sich aus anzusprechen und zu zerstreuen.

Das Phänomen, dass psychische Krankheiten mit einem schlechten Image und Vorurteilen belegt sind, wird auch Stigmatisierung genannt (vgl. S. 99). Stigma heißt so viel wie »Makel« oder »Kainsmal«. Nicht nur die Umgebung stigmatisiert – auch die Betroffenen selbst stigmatisieren sich, wenn sie glauben, eine persönliche Schwäche habe zur Depression geführt.

In letzter Zeit ist viel über dieses Phänomen gesprochen worden. Der Suizid des deutschen Nationaltorwarts Robert Enke im Herbst 2009 hat diese Diskussion angeregt. Einige andere Sportler fühlten sich dadurch ermutigt, ihr Schweigen zu brechen. Im Sport ist es aber anscheinend besonders schwierig, sich zu einer Depression zu bekennen. Diese Art von Gefühlsregung muss anscheinend verborgen werden!

Keine Vertragsverlängerung wegen Depression

Der Fußballer Andreas Biermann gab kurz nach dem Suizid von Robert Enke im Herbst 2009 in den Medien bekannt, dass auch er an einer Depression leide, vor kurzem einen Suizidversuch unternommen habe und aktuell in psychiatrischer Behandlung sei. Nach diesem Bekenntnis wurde sein Vertrag im Sommer 2010 nicht verlängert. Andreas Biermann ist seitdem vereinslos. Er äußerte sich im Nachhinein skeptisch zu so viel Offenheit und meinte, er würde keinem Profi-Fußballer raten, offen über seine Depression zu sprechen. Im Frühjahr 2011 ist sein Buch über sein Leben mit der Krankheit unter dem Titel Rote *Karte Depression*[21] erschienen.

Vielleicht beschließen Sie tatsächlich gemeinsam mit Ihrer Partnerin, Ihrem Partner, dass Sie im Arbeitskontext mit der Information, dass es sich um eine Depression handelt, vorsichtig umgehen wollen (dazu mehr im nächsten Abschnitt). Versuchen Sie aber, den Freunden und der erweiterten Familie gegenüber offen zu sein, deren möglicherweise bestehende Bedenken anzusprechen und so der Stigmatisierung entgegenzuwirken.

Sie könnten etwa die Freundin Ihrer Frau, die sich schon lange nicht mehr gemeldet hat, anrufen, sie unumwunden fragen, ob sie nicht wieder einmal zu Besuch kommen möchte, und ihr sagen, dass sie sich keine Sorgen machen muss, etwa lästig zu werden. Achten Sie auch hier auf die feine Grenze zwischen hilfreicher Fürsorge und unguter Bevormundung, und tun Sie nichts hinter dem Rücken Ihrer Frau.

Es kann sein, dass es Ihrer Frau tatsächlich zu viel wird, dass zum Beispiel Ihre Mutter jetzt oft zu Ihnen nach Hause kommt und im Haushalt hilft. Auch dann ist Offenheit gefragt. Es ist jetzt erforderlich, dass Sie sich hinter Ihre Frau stellen und zum Beispiel zu Ihrer Mutter sagen: »Wir schätzen es sehr, dass du uns in diesen schwierigen Zeiten hilfst. Wir brauchen aber auch unsere Privatsphäre. Können wir genaue Zeiten abmachen, wann du zu uns ins Haus kommst?«

Oder Ihrem Mann wird es zu viel, von seinem Freund ständig zu Aktivitäten mit den Kindern gedrängt zu werden und gesagt zu bekommen: »Raff dich doch mal auf, wo ist deine Energie? Was bist du für ein Vater!« Sie könnten ihm sagen: »Ab und zu Motor zu sein ist gut und wichtig für X. Ich bin froh, dass du dabei hilfst, X zu motivieren. Aber schalte bitte für den Moment einen Gang runter.«

Vielleicht gelingt es Ihnen, mit Ihrem Partner oder Ihrer Partnerin eine Vereinbarung zu treffen: Wie oft gehen Sie beide unter Leute? Wie oft empfangen Sie zu Hause Besuch? Zwar sollen jetzt die gesellschaftlichen Verpflichtungen nicht im Vordergrund stehen, aber machen Sie klar, dass Sie die wohltuenden Kontakte zur Familie und zu den Freundinnen und Freunden auch in diesen Zeiten pflegen wollen. Einige Begegnungen können Sie alleine, einige sollten Sie – trotz allem – zu zweit planen. Sie und die wichtigen Personen in Ihrem Umfeld signalisieren dadurch: »Wir wissen, dass es dir nicht gut geht. Aber der Kontakt zu dir ist uns wichtig, und wir halten zu dir.«

Wenn Sie Ihrer Partnerin oder Ihrem Partner in diesem Zusammenhang eine Wahl eröffnen (»Was meinst du: Sollen wir mit unseren Freunden lieber ins Restaurant gehen, oder möchtest du lieber, dass wir sie zu uns nach Hause einladen?«), kann das sogar das Gefühl vermitteln, wieder ein bisschen mehr Kontrolle über die eigene Lage zu bekommen.

Schwierig wird es auch mit der Familie und den Freunden, wenn Sie und Ihre Partnerin bzw. Ihr Partner zusätzlich in einem heftigen Paarkonflikt stecken. Dann wissen die Freunde aus doppeltem Grund nicht, wie sie sich verhalten sollen. Zur Unsicherheit bezüglich Depression kommt die Unsicherheit, auf wessen Seite sie sich schlagen sollen. Es ist dann nur fair, in einer solchen Situation die Depression Ihrer Partnerin, Ihres Partners nicht dafür zu nutzen, den Freundes- und Familienkreis auf Ihre Seite zu bringen. Ein sogenanntes »Moratorium« ist nun angebracht: Solange die Depression so beeinträchtigend ist, werden alle wichtigen Entscheidungen ausgesetzt – und dazu gehört auch, dass Sie die Freundinnen und Freunde aus dem Konflikt heraushalten und von ihnen keine Loyalitätsbekundungen und Entscheidungen verlangen.

Lohnarbeit und Haushalt

Im Kapitel »Wissens- und Bemerkenswertes über Depressionen« (S. 13ff.) habe ich schon kurz erwähnt, dass sich Depressionen, je nach Schweregrad, mehr oder weniger stark auf die Bewältigung des Alltags auswirken. Während leichte Depressionen noch nicht verhindern, dass der oder die Betroffene die gewohnten Arbeiten erledigt, ist das bei mittelschweren Depressionen bereits sehr fraglich. Spätestens jetzt fällt es auch dem Arbeitgeber auf, dass etwas nicht in Ordnung ist. Und bei schweren Depressionen merken auch Nachbarinnen und entfernte Bekannte, dass etwas nicht stimmt.

Sie als Partnerin oder Partner sind oft früh – und auch unabhängig von der Depression – mit einem Thema konfrontiert, das vielleicht auch ein Streitthema ist: Wer ist für was im Haushalt zuständig? Wer trägt was zum Familieneinkommen bei? Die früher übliche geschlechtsspezifische Rollenverteilung – er verdient das Geld, sie kümmert sich um Haushalt und Kinder – ist gesellschaftlich und in den individuellen Paarbeziehungen ja schon lange nicht mehr gültig. Es gibt keine Normen mehr, und das ist zwar gut so, kann aber auch verunsichern. Während früher keinem Mann zugemutet wurde, auch noch für die Kinder zu sorgen, wenn die Ehefrau krank war, fühlt »mann« sich heute viel eher verpflichtet, das auch noch zu schaffen. Und während früher niemand von einer Frau erwartet hätte, zusätzlich zur Hausarbeit auch noch den Lebensunterhalt zu verdienen, wenn ihr Mann als Verdiener ausfiel, lädt »frau« sich das heute auch noch auf.

Jungen Paaren ist im Prinzip zu empfehlen, sich frühzeitig Gedanken über die Rollenverteilung zu machen. Doch wer denkt in Zeiten der Verliebtheit schon an so etwas? Und so ist heute bei jungen Paaren zu beobachten, dass mit den Jahren und vor allem mit der Geburt von Kindern die Zufriedenheit mit der Paarbeziehung im Durchschnitt sinkt. Depressionen können damit im Zusammenhang stehen, und zwar sowohl als Ursache als auch Folge der abnehmenden Zufriedenheit: Wenn beispielsweise die junge Zahnärztin nach Geburt ihres ersten Kindes noch während der Assistenzzeit aus dem Beruf aussteigen muss und später den Anschluss nicht wiederfindet, könnte sie ihrem Mann, der selbst gerade auf den ersten Stufen seiner Karriereleiter steht, zum Vorwurf machen, dass sie ihr aufwändiges Studium vergeblich gemacht hat. Streit und depressive Verstimmungen können folgen. Oder: Ein junger Mann ohne Schul- und Lehrabschluss, der keine Arbeit findet und viel zu Hause ist, verfällt in Depression und gerät mit seiner Partnerin in Streit, weil sie – so wirft er ihr vor – ihn ihre Überlegenheit spüren lässt.

Vor den ersten Problemen bereits über mögliche Lösungen zu sprechen, ist eine gute Idee, kann aber nur zum Teil vorbeugend gegen Depressionen wirken. Denn viele Probleme lassen sich eben nicht vorhersehen. Dass aber Ausbildung, Beruf und Kindererziehung immer schwieriger miteinander zu vereinbaren sind, ist überdeutlich. Soziologen sprechen von der »Rushhour des Lebens«: Die Zeit, in der die entscheidenden beruflichen Schritte gemacht werden, fällt immer mehr mit der Zeit zusammen, in der die weibliche Fruchtbarkeit auf dem Höhepunkt ist. Die Anforderungen an die Problemlösungskompetenz junger Paare sind in dieser Hinsicht also gewachsen. In Bezug auf die hier notwendigen Auseinandersetzungen ist nur zu hoffen, dass die oben (unter »Mauern und Streiten«, S. 120ff.) geschilderten apokalyptischen Reiter draußen bleiben.

Wenn nun zu diesen Problemen auch noch eine Depression hinzukommt, beißt sich die Katze in den Schwanz und es entsteht ein schwer zu durchbrechender Teufelskreis: Die Vereinbarkeit von Familie und Beruf, die sowieso schon schwierig ist, wird durch die Depression eines der Partner noch schwieriger, wodurch sich wiederum die Depression des Betroffenen verschlimmert und die Probleme der Alltagsbewältigung beim anderen gravierender werden usw. Eine Faustregel, deren Beherzigung sogar vorbeugend wirken kann, ist:

▷ *Holen Sie Hilfe von außen!*
- Leisten Sie sich eine Putzhilfe, bevor es zum Streit kommt.
- Suchen Sie frühzeitig nach einer außerfamiliären Kinderbetreuung, auch wenn Sie es gerade noch (abwechselnd mit Ihrer Frau, Ihrem Mann) irgendwie hinbekommen.

– Machen Sie, auch als Mann, Ihrem Chef klar, dass Sitzungen nicht in den Abend hinein dauern dürfen – weil Sie sich abends um Ihre Kinder kümmern wollen.

Diese Faustregel ist von geradezu vitaler Bedeutung, wenn einer von beiden Partnern in einer Depression steckt.
Noch ein paar ergänzende Worte zur Arbeit:

- Zu den Merkwürdigkeiten des Arbeitslebens gehört, dass Ihnen die frühzeitige Auseinandersetzung um die Gewichtung von Familien- und Arbeitszeit noch als Stärke und bewusste Prioritätensetzung ausgelegt wird. Wenn Sie erst »fünf nach zwölf« mit dem Anliegen kommen, Ihrem Privatleben ein größeres Gewicht zu geben, kann es zu spät sein. Und wenn Sie im Zuge einer Depression schon am Boden Ihrer Leistungsfähigkeit angekommen sind, wird Ihnen das unter Umständen als Schwäche ausgelegt.
- Weil es eine Firma teuer zu stehen kommt, eine wegen Krankheit ausscheidende Arbeitskraft zu ersetzen, wird man Ihnen hoffentlich entgegenkommen, wenn Sie nach einer psychischen Krise an den Arbeitsplatz zurückkehren. Spätestens jetzt sind deutliche Worte dem Vorgesetzten und der Personalchefin gegenüber angebracht. Ebenso, wie Sie selbst Ihr Verhalten ändern müssen, haben sich auch die Verhältnisse am Arbeitsplatz zu ändern – damit Sie nicht wieder krank werden.

Machen Sie ruhig Unterschiede in Ihrer »Informationspolitik«. Die neugierige Nachbarin muss nicht alles wissen. Nur, wer ein wirkliches Interesse am Wohlergehen Ihrer Familie hat, bekommt reinen Wein eingeschenkt – und wird dann gleich um Unterstützung gebeten. Achten Sie auch hier darauf, dass Sie fair gegenüber Ihrem von Depression betroffenen Partner, Ihrer Partnerin sind. Seien Sie nur offen gegenüber (und erbitten Sie Hilfe von) solchen Personen, von denen Sie annehmen, dass mit ihnen keine belastenden Dreiecksbeziehungen und keine heimlichen Koalitionen entstehen.

Trennung und Scheidung

Egal was zuerst da war: Ihre Trennungsabsicht oder die Depression Ihrer Partnerin, Ihres Partners – es ist ein heikles Kapitel, sich während der Depression des anderen zu trennen. Denn auch wenn Ihre Beziehung alles andere als glücklich ist, so kann sie doch eine ganz wichtige Stütze für Ihre Partnerin, Ihren Partner sein. Außerdem können Ihre Trennungsabsichten die depressiven Gedanken noch verstärken: »Ich bin es nicht wert, geliebt zu werden«, »Ich schaffe es nicht einmal, eine Beziehung zu führen«, »Nichts gelingt mir«. Auch wilde Verzweiflung kann auf Ihre Absichtsbekundung folgen, oder Erstarren, oder Suizidäußerungen.

Es gibt aber auch die umgekehrte Situation: Der depressive Partner sieht alles nur noch negativ, auch die Paarbeziehung, und läutet die Trennung ein. Er sagt dann vielleicht: »Das hat doch alles keinen Sinn mehr«, »Wir hätten gar nicht erst heiraten sollen«, oder: »Ich muss mein Leben grundlegend ändern, da hast du keinen Platz mehr«. Auffällig ist hier jedoch, dass dies genauso gut Äußerungen nicht depressiver Menschen sein könnten, die aus einer schlechten Beziehung ausbrechen möchten. Wie bedrohlich die Trennungsabsichten eines depressiven Partners für die Beziehung sind, können Sie anhand der Reihenfolge versuchen abzuschätzen:

- War Ihre Beziehung auch vor der Depression schon schlecht? Dann ist Ihre Partnerschaft in Gefahr.
- Oder kommt der Gedanke an Trennung ganz plötzlich, wie ein Blitz aus dunklen Wolken? Dann setzen Sie auf die Zeit und eine Besserung der Symptome.

Viele Ehen tun beiden Partnern gut. Daten aus Studien, die ich für besonders Interessierte im nachfolgenden Kapitel (S. 137ff.) noch genauer vorstellen werde, belegen:

- Durchhalten lohnt sich. Eine stabile Paarbeziehung ist gut für die psychische Gesundheit, und wenn vor der Depression Paarkonflikte bestanden haben, ist Paartherapie eine der wirksamsten Therapien bei Depression.
- Durchhalten ist aber nicht immer möglich. Paare, die von der Depression eines der Partner betroffen sind, werden überdurchschnittlich häufig geschieden. Es ist ja auch tatsächlich anstrengend oder gar zermürbend, über längere Zeit mit einem depressiven Menschen zusammenzuleben.
- Wunsch (stabile Beziehung) und Wirklichkeit (häufigere Trennung) klaffen also auseinander.

Wenn die Trennung unausweichlich erscheint, gilt für die Kommunikation darüber dasselbe, was weiter oben über die Bearbeitung von Konflikten gesagt wurde: Am besten wäre es, Sie könnten günstigere Zeiten abwarten. Dann können Sie eher damit rechnen, dass die Auseinandersetzung auf Augenhöhe und mit vergleichbaren Kräften geschieht.

Viele Paare suchen erst dann eine Paarberatung auf, wenn es für die Beziehung eigentlich schon zu spät ist. Die Partei mit den größeren Trennungsabsichten erwartet dann oft von der Beraterin, dass sie die andere Partei stützt und sicher durch den Trennungsprozess geleitet. Das ist aber nicht zu leisten und auch nicht sinnvoll! Kommen Sie deshalb möglichst schon früher in die Beratung und bringen Sie den Mut auf, Ihre Gedanken offenzulegen. Es hilft Ihrer Partnerin, Ihrem Partner, wenn Ihre Motive für eine Trennung transparent sind und im gemeinsamen Gespräch abgewogen werden.

Es ist aber auch ein gewisser Widerspruch in diesen Überlegungen enthalten: Sollen Sie nun mit der Diskussion Ihrer Trennungsabsichten warten, bis die Depression besser wird, oder sollen Sie lieber so früh wie möglich in Beratung oder Therapie gehen? Beides ist richtig: Eine gute Paarberatung wird Ihnen die Zeit verschaffen, die es braucht, um a) die Depression allmählich in den Griff zu bekommen, und b) eine gute Entscheidung für oder gegen die Weiterführung der Beziehung zu fällen. Also wäre es sinnvoll, möglichst früh Beratung zu suchen.

Depression, Partnerschaft und Therapie – was die Forschung herausgefunden hat

Vieles von dem, was in den vorangegangenen Kapiteln als Tipp oder Anregung gegeben wurde, hat eine Basis in der Forschung. Für Leserinnen und Leser, die gerne genauer wissen möchten, was die Forschung über den Zusammenhang von Lebensereignissen, Stress, Depression und Partnerschaft herausgefunden hat, sollen die wichtigsten Ergebnisse in diesem Kapitel zusammengefasst werden. Mit diesen Fragen befassen sich Paar- und Familienpsychologie, Paar- und Familiensoziologie, Psychiatrie, klinische Psychologie und die Psychotherapieforschung. Wer es noch genauer wissen möchte, als es hier beschrieben wird, findet im Literaturverzeichnis Hinweise zu weiterführender Literatur.

Was wissen wir also über den Zusammenhang von psychischer Störung und Paarbeziehung? Wie schon mehrfach erwähnt, ist es schwer, die Richtung von Ursache-Wirkungs-Zusammenhängen zu erkennen. Die einzelne Person kann zwar sagen: »Dein Verhalten macht mich krank«, oder: »Deine miese Stimmung lässt mich so sauer reagieren«, aber in der Forschung sind die Zusammenhänge oft nicht so klar. Viele Studien kommen nur zu dem Ergebnis, *dass* es einen Zusammenhang gibt, sagen aber nicht, in welche Richtung er geht. Man spricht dann von einer Korrelation – in Abgrenzung zur Kausalität.

Einige Studien untersuchen nicht den »natürlichen« Verlauf oder die ohnehin vorhandenen verschiedenen Ausprägungen verschiedener Variablen wie etwa »Stimmung« und »Zufriedenheit mit der Beziehung«, sondern sie variieren verschiedene Rahmenbedingungen planmäßig (»experimentell«), um auf diese Weise den Einfluss der variierten Bedingungen auf z. B. Stimmung und Partnerschaftszufriedenheit zu messen. Die meisten Psychotherapiestudien funktionieren so: Es wird variiert, welche Gruppe von Studienteilnehmenden welche Behandlung bekommt. Aber auch Studien zur Auswirkung von Stress auf Stimmung und Partnerschaft werden so geplant.

In solchen Studien lassen sich dann durchaus Aussagen über Ursachen und Wirkungen machen, wenn z. B. in Gruppe A unter Bedingung X die Stimmung deutlich besser ist als in Gruppe B unter Bedingung Y. Sie sind allerdings aufwändig und bringen viele Einschränkungen für Forscherinnen, Praktiker und Studienteilnehmende mit sich, damit sichergestellt ist, dass die Bedingungen wirklich genau kontrolliert sind und hinterher klar interpretiert werden kann, was auf was zurückzuführen ist.

In Kontrollgruppenstudien wird für einen Teil der Paare (»Experimentalgruppe«) eine Bedingung, etwa der Stress des Paares, experimentell erhöht, während für einen anderen Teil der Paare der Stresspegel nicht verändert wird (»Kontrollgruppe«). Die Zuordnung zu Experimental- und Kontrollgruppe muss nach dem Zufallsprinzip erfolgen, damit nicht z. B. die Paare mit den besseren Stressbewältigungsstrategien in die Experimentalgruppe kommen und damit die Wirkungen des Stresses nicht mehr klar zuzuordnen sind. Wenn nach zufälliger Zuordnung zu den Gruppen ein Unterschied, z. B. in der subjektiven Beziehungsqualität, zwischen den beiden Gruppen gemessen wird, kann man mit einer gewissen Sicherheit behaupten: Stress bewirkt eine Verschlechterung der Beziehungsqualität.

Auch Untersuchungen zum Verlauf von Paarbeziehungen müssen trickreich durchgeführt werden, um klare Aussagen zu ermöglichen. Wenn z. B. der Einfluss von belastenden Lebensereignissen auf die Entwicklung einer Depression und auf die Beziehungsqualität untersucht wird, ist es nicht optimal, Paare nach zurückliegenden Ereignissen (»retrospektiv«) zu fragen. Denn die Erinnerung ist möglicherweise verzerrt durch alles, was später kam. Liegt bereits eine Depression vor oder ist die Beziehung schlecht, wird der oder die Betroffene auch die vergangenen Ereignisse negativ sehen. Deshalb sind »prospektive« Studien zu bevorzugen, die sich aber über viele Jahre, manchmal sogar Jahrzehnte hinziehen: Paare werden bereits früh und immer wieder zu kritischen Lebensereignissen und ihren Bewältigungsstrategien befragt. Parallel dazu werden Messungen zu Stimmung und Beziehungsqualität erhoben. Dann kann man, Jahre später, Aussagen machen wie: »Paare, die bestimmte Lebensereignisse durchgemacht haben und ungünstige Bewältigungsstrategien hatten, weisen öfter als andere Paare depressive Stimmungslagen bei einem der Partner und eine niedrige Beziehungsqualität auf.«

So muss also jede Studie interpretiert werden, und die Möglichkeiten der Interpretation hängen vom Studiendesign ab. Lesen Sie die folgenden Abschnitte bitte unter diesem Vorbehalt. Außerdem sollten Sie daran denken, dass statistische Ergebnisse immer nur ein »Mehr oder weniger«, »Im Durchschnitt« oder »Mit einer gewissen Wahrscheinlichkeit« bedeuten und niemals eine sichere Aussage über eine einzelne Person oder eine einzelne Partnerschaft erlauben.

Die Qualität der Paarbeziehung wirkt auf das Befinden

Der Einfluss der Paarbeziehung auf das Befinden kann positiv oder negativ sein. Untersucht wurden aber vorwiegend die negativen Einflüsse einer schlechten Paarbeziehung auf das psychische oder körperliche Befinden. Dabei ist in der Depressionstherapie natürlich längst bekannt, wie förderlich und stützend eine gute Paarbeziehung sein kann.

Das Interesse der Forschung an positiven Einflüssen einer guten Paarbeziehung wächst zum Glück allmählich, und manche Präventionsprogramme für Paare, z. B. »paarlife®« von Guy Bodenmann[22], machen sich die Erkenntnisse zunutze.

Geringe Partnerschaftsqualität drückt auf die Stimmung

Befragt man Frauen mit einer Depression, so berichten 50 bis 70 Prozent, dass vor der Depression massive Probleme in ihrer Partnerschaft vorgelegen hätten. Die Beziehungsprobleme werden von den Frauen häufig ausdrücklich als *Ursache der Depression* gesehen. Außerdem besteht bei Frauen eine starke Korrelation zwischen Beziehungsproblemen und Depressivität: je schlechter die Beziehung, desto depressiver die Frau.[23] Bei Männern sieht es anders aus: Bei ihnen ist anscheinend die Depression zuerst da, dann erst kommen die Partnerschaftsprobleme hinzu. Die Korrelation zwischen Beziehungsproblemen und Depressivität ist weniger stark als bei den Frauen.

Wird eine Paarbeziehung durch die Geburt eines Kindes zu einer Familie erweitert, ist das oft nicht nur Anlass zur Freude, sondern leider auch häufig der Ausgangspunkt für wachsende Unzufriedenheit mit der Beziehung *und* der Beginn depressiver Störungen. Auch hier sind Ablauf und Reihenfolge der Ereignisse nicht genau zu eruieren.

Eine Verknüpfung von Beziehungsproblemen mit dem Auftreten von Depressionen kann auch in prospektiven Studien festgestellt werden, und dann ist es eindeutig, dass die Beziehungsprobleme »zuerst da waren«: Das Depressionsrisiko ist um das 3- bis 10-fache erhöht, wenn bestimmte beziehungsdestabilisierende Situationen aufgetreten sind, etwa Entdeckung einer Außenbeziehung, häusliche Gewalt, schwere andere Konflikte.

Auch für den *Verlauf* einer Depression spielt die Partnerschaftsqualität eine große Rolle: Ist sie gering, dauert die Depression länger, und die oder der Betroffene berichtet über mehr und schwerere Symptome. Ein positives Klima in der Beziehung dagegen, das sich durch emotionale Nähe und gegenseitige Unterstützung auszeichnet, führt zu schnellerer Gesundung.

Die verhältnismäßig hohe *Rückfallrate* bei Depressionen lässt sich ebenfalls teilweise als Auswirkung der Partnerschaftsqualität (oder genauer: des Partnerverhaltens) erklären. Bei Paaren, wo der »gesunde« Partner nach Besserung der Depression ein eher feindseliges, kritisches oder auch überfürsorgliches Verhalten an den Tag legt, ist die Rückfallgefahr deutlich höher als bei Paaren, wo der gesunde Partner einen gelassenen Umgang mit dem oder der Rekonvaleszenten pflegt. Die ungünstigen Verhaltensweisen sind in der Forschung mithilfe eines Interviews erfasst und unter dem Begriff »High Expressed Emotion« (hohe ausgedrückte Emotionalität) zusammengefasst worden (vgl. auch S. 110 und S. 146). Kritische Bemerkungen über den depressiven Partner sind solche, die Ärger, Abneigung, Missbilligung und Groll zum Ausdruck bringen. Als feindselig gilt, wenn abwertende, zynische oder höhnische Bemerkungen gemacht werden. Als überfürsorglich wird ein Verhalten bezeichnet, das übertrieben fürsorglich, aufopfernd, grenzüberschreitend oder bevormundend ist. In den entsprechenden Studien musste gar nicht beobachtet werden, wie sich der gesunde Partner tatsächlich in Gegenwart des depressiven verhielt, sondern es reichte, den gesunden Partner im Interview über den abwesenden, von Depression betroffenen Partner zu befragen.

Die Partnerschaftsqualität hat also großen Einfluss auf die Depressivität eines Menschen, der in einer Beziehung lebt, und kann sich im ungünstigen Fall negativ auf die psychische Gesundheit auswirken. Es scheint allerdings auch nicht unbedingt »gesünder« zu sein, ohne Partner oder Partnerin zu leben. Eine ganz besondere Herausforderung für die psychische und körperliche Gesundheit sind aber belastende Ereignisse rund um Trennung und Scheidung.

Trennung und Scheidung verschlechtern die psychische und die körperliche Gesundheit

Bei Geschiedenen wird im Vergleich zu Verheirateten allgemein ein höheres Maß an psychischen Problemen festgestellt. Bei Männern wird als häufigste Diagnose »Alkoholismus« und bei Frauen »Depression« gestellt.[24] Unter psychiatrischen Patienten sind geschiedene Männer und Frauen überrepräsentiert.

Das Befinden nach einer Trennung ändert sich in Phasen: Vor allem im ersten Jahr nach einer Trennung kommt es verstärkt zu Symptomen wie Schlafstörungen, Erschöpfung, Apathie, depressiver Verstimmung, Angstzuständen, Nervosität, Reizbarkeit, Kopfschmerzen, Drogen- und Medikamentenmissbrauch und erhöhtem Alkohol- und Nikotinkonsum.[25] Wie in Paarberatungen zu beobachten ist, entwickeln sich diese Phasen bei Frauen und Männern durchaus unterschiedlich. Frauen sind bereits früh im Trennungsprozess betroffen, Männer entwickeln die genannten Symptome häufig erst später.

Geschiedene leiden häufiger als Verheiratete unter psychosomatischen Beschwerden und lebensbedrohlichen Erkrankungen wie Lungenkrebs, Tuberkulose, Zirrhosen, Diabetes mellitus und Herz-Kreislauf-Erkrankungen. Eventuell ist dies dadurch zu erklären, dass Geschiedene einen riskanteren Lebensstil haben und ihr Immunsystem durch ihre Lebensweise belasten.

Auswirkungen von Persönlichkeit und psychischen Störungen des Partners auf die Paarbeziehung

In diesem Abschnitt will ich nur kurz auf wenige große, über viele Jahre dauernde Längsschnittstudien hinweisen, die untersucht haben, welche Persönlichkeitsmerkmale sich positiv oder negativ auf die Zufriedenheit mit der Ehe und auf die Stabilität von Ehen auswirken. Kelly und Conley etwa untersuchten 249 Ehepaare über einen Zeitraum von 50 Jahren hinweg;[26] von allen erhobenen Variablen sagte der Neurotizismuswert am besten voraus, wie zufrieden die Partner mit der Ehe sein und wie stabil die Ehen bleiben würden. Dies gilt für den Neurotizismus des oder der Befragten ebenso wie für den Neurotizismus des Partners, der Partnerin.[27] Eine hohe Ausprägung in Neurotizismus bedeutet, dass die betreffende Person ängstlicher, negativer gestimmt und emotional weniger stabil ist als Menschen mit einem niedrigen Neurotizismuswert. Neurotizismus kann mit Fragebögen erfasst werden, die z. B. diese Punkte enthalten: »Ich mache mir oft viele Gedanken«, »Ich fühle mich oft unsicher«, »Ich verspüre oft eine große innere Unruhe«, »Ich mache mir oft unnütze Sorgen«, »Ich bin oft nervös«, »Ich leide häufig an Kopfschmerzen, Magenproblemen oder Schlafproblemen«, »Oft überwältigen mich meine Gefühle« und »Ich bin ein ängstlicher Typ«.[28]

Neurotizismus ist ein altes Konstrukt, das aus der Persönlichkeitspsychologie stammt. Es ist mit Vorsicht zu genießen, da es kränkend wirkt, wenn man es als Etikett verwendet. Die soeben aufgeführten Punkte des Fragebogens können aber ganz gut abbilden, wie eine Person auf Belastungen reagiert und ob sie zu Depressionen neigt. In den modernen Diagnoseschemata (siehe das Kapitel «Woran man merkt, dass etwas nicht stimmt«, S. 13ff.) wird zwar zunehmend auf Begriffe wie »neurotische Depression« verzichtet, aber es ist wahrscheinlich nicht ganz von der Hand zu weisen, dass manche Aspekte der Persönlichkeit a) die Kommunikation in der Paarbeziehung beeinflussen, ja erschweren, und b) das Risiko, bei Belastung an einer Depression zu erkranken, erhöhen. Wir haben es also hier mit Verhaltensweisen zu tun, die einen gewissen Vorhersagewert dafür besitzen, ob jemand depressiv wird. Vor allem, wenn diese individuellen Verhaltensweisen vom Partner, der Partnerin auf bestimmte Art und Weise beantwortet werden, kann daraus leicht ein Interaktionsmuster werden, das in die oben beschriebenen Kreisläufe von Entwertung und negativer Stimmung mündet, die ich im Folgenden mit Forschungsergebnissen noch belegen möchte.

Relativ gut erforscht sind die Interaktionsmuster bei Paaren, von denen einer der beiden an einer Depression erkrankt ist. Die depressiven Partner bringen häufiger negative Gefühle zum Ausdruck, äußern mehr Selbstabwertung und Unwohlsein, klagen mehr und sprechen häufiger über negative Zukunftsaussichten.[29] Es erstaunt nicht, dass unter solchen Umständen die Depression eines Partners häufig zu Beziehungsproblemen sowie Trennung und Scheidung führt.

Die Erwartungen der Partner aneinander führen oft in eine negative Spirale: Der depressive Partner beschreibt die Beziehung als wenig freundlich oder gar feindselig und erwartet gleichzeitig, dass die gesunde Partnerin ihn ebenso als feindselig, die Beziehungsqualität als gering einschätzt. Das ist zwar weit weniger tatsächlich der Fall und die gesunde Partnerin schätzt die Beziehung positiver ein, als der Depressive denkt; sie wiederum vermutet jedoch beim depressiven Partner ebenfalls ein negatives Urteil und eine geringe Zufriedenheit mit der Beziehung.[30]

Auch in Selbstbeschreibungen Depressiver finden sich solche Teufelskreise.[31] Ihnen können verschiedene Arten von Konflikten zugrunde liegen.

- Manchen ist es besonders wichtig, verstanden und gemocht zu werden. Statt dies aber mehr oder weniger direkt einzufordern, zeigen sich manche Betroffene besonders altruistisch, kümmern sich ständig um andere und sind immer nett, hilfsbereit und rücksichtsvoll. Sie überfordern und verausgaben sich dadurch ständig. Ihre Angst vor Trennung ist riesengroß, ihr Wunsch nach Nähe beinahe ein Fass ohne Boden.
- Manche haben große Minderwertigkeitsgefühle und Selbstzweifel. Das führt dazu, dass sie sich übermäßig an anderen ausrichten und sich ständig anpassen, dabei aber durchaus unterschwellig Kritik äußern. Eigene Bedürfnisse werden nicht geäußert, sondern der (Selbst-)Schutz vor Überforderung wird in Form von Rückzug, Kopfschmerzen und Müdigkeit gewährleistet.
- Manche zeigen zwar selbst keine Aggressionen, beschreiben sie aber bei anderen. Sie fühlen sich häufig schlecht behandelt und herabgewürdigt. Ein starkes Drängen danach, versorgt zu werden, kann daraus resultieren.

Bei all diesen Konfliktmustern kann der Partner oder die Partnerin eines Betroffenen schier verzweifeln. Die Anerkennung genügt nie, die Zuwendung ist schon nach fünf Minuten vergessen.

Die positive Wirkung von Paartherapie bei psychischen Störungen eines Partners

In den Leitlinien der Deutschen Arbeitsgemeinschaft der wissenschaftlichen medizinischen Fachgesellschaften (AWMF) – speziell in der Leitlinie für Psychosomatische Medizin und Psychotherapie – gibt es eine eindrückliche Sammlung von Belegen dafür, dass Paartherapie sich bei psychischen Störungen eines Partners positiv auswirkt. Zunächst ist es vielleicht erstaunlich, dass eine individuelle psychische Störung oder Krankheit durch Paartherapie geheilt werden kann. Doch diese Tatsache macht einfach nur deutlich, wie stark psychische Störungen von der familiären Situation und von der Paarbeziehung beeinflusst werden.

Oft ist ganz unmittelbar sichtbar, dass das gemeinsame Gespräch und das Ansprechen der psychischen Belastung sich positiv auswirkt. Aber die Wirkung von Paartherapie muss gar nicht unbedingt darin liegen, dass sie die psychische Störung des einen Partners *direkt* heilt, sondern sie kann auch darin begründet sein, dass das Paar sich durch die Therapie auf seine Stärken und Ressourcen besinnt oder dass die Therapie dabei hilft, gemeinsam Probleme zu meistern.

Weil eine Depression auch häufig Folge anderer psychischer Belastungen ist, soll hier eine Auswahl an psychischen Störungen aufgeführt werden, bei denen sich Paar- (oder auch Familientherapie) als wirksam erwiesen hat. Paar- und Familientherapie ist deshalb seit etwa 20 Jahren in den Leitlinien, die von den medizinischen Fachgesellschaften für die Behandlung dieser Störungen herausgeben werden,[32] ein fester Bestandteil.

- *Schizophrenie:* Die Familie sollte unbedingt in die Behandlung einbezogen werden. Manchmal sieht das so aus, dass die Angehörigen über die Erkrankung, die medikamentöse Behandlung und einen gelassenen Umgang mit den Symptomen des erkrankten Familienmitglieds im Alltag informiert werden. Andere Therapeuten achten eher darauf, dass sich die Kommunikation in der Familie entspannt, so dass auch Konflikte wieder angesprochen und gelöst werden können und dass die erkrankte Person trotz psychischer Störung eine größtmögliche Selbstständigkeit im Alltag erreicht. In Familien, mit denen Familiengespräche durchgeführt werden, sinken für die erkrankte Person die Risiken eines Rückfalls und einer Klinikeinweisung.

- *Alkoholismus:* Erwachsene mit einer Geschichte von Alkoholabhängigkeit bzw. -missbrauch trinken im Durchschnitt weniger und sind zufriedener mit der Paarbeziehung, wenn eine Paartherapie angeboten wird.
- *Angststörungen:* Wenn die Partnerin oder der Partner in die Therapie einbezogen wird, kann sich das in zwei Richtungen positiv auswirken: Der Erfolg der Angstbehandlung wird noch weiter gesteigert, und die Kommunikation zwischen den Partnern verbessert sich.
- *Sexuelle Dysfunktionen:* Bei der Behandlung sexueller Dysfunktionen sind paarbezogene sexualtherapeutische Behandlungsprogramme wirksam. Bei Männern wird insbesondere die vorzeitige Ejakulation (Ejaculatio praecox), bei Frauen Schmerzen beim Geschlechtsverkehr sowie das Fehlen sexuellen Begehrens und des Lustempfindens behandelt. Die Verquickung von Sexualität, Stimmungslage und Paarbeziehung ist übrigens, wie leicht nachzuvollziehen ist, besonders eng. Wer depressiv ist und auch noch Ärger in der Partnerschaft hat, wird wahrscheinlich keine befriedigende Sexualität in der Paarbeziehung erleben. Wer lange Zeit keine Lust auf Sex hat, könnte Probleme in der Partnerschaft bekommen und darüber depressiv werden.

Die Studien, die sich mit der Wirksamkeit von Paartherapie bei Depressionen beschäftigen, kommen ebenfalls beinahe einhellig zu dem Schluss, dass Paartherapie wirksam ist. Verglichen mit Einzeltherapien bringen Paartherapien zusätzlichen Nutzen. Vor allem sind die Therapieeffekte der Paartherapie meistens nachhaltiger als die der Einzeltherapien: Während bei der Hälfte der behandelten depressiven Patienten die Wirkungen der Einzeltherapien zwei Jahren nach Ende der Therapie verschwunden sind, halten die Effekte der Paartherapien länger an. Untersuchungen hierzu sind im *Clinical Handbook of Couple Therapy* von Gurman aufgeführt.[33]

Das Problem mit den Studien, die als Belege für die Wirksamkeit verschiedener Psycho- und Paartherapien herangezogen werden, ist jedoch eine – aus forschungstechnischen Gründen – sehr eingeschränkte Sicht, und zwar sowohl auf die Paarprobleme als auch auf die Therapie. Um die Effekte der Therapie besser messen zu können, werden nämlich Probleme kategorisiert und möglichst separat behandelt. Und um die Effekte dann möglichst eindeutig den einzelnen Therapiemethoden zuordnen zu können, wird die Therapie »manualisiert« und genau dosiert, das heißt: Sie wird eben gerade *nicht* auf das jeweilige Paar zugeschnitten und an seine Bedürfnisse angepasst, und es wird auch nicht berücksichtigt, wie viel Erfahrung die Therapeutin hat und welche Methoden sie besonders gerne anwendet und gut beherrscht.

Auf eine Studie will ich deshalb hier besonders eingehen, weil sie eine umfassendere Sicht auf die Partnerschaftsprobleme eingenommen hat als andere Studien, die Therapie variabler gestaltete und sie von zwei sehr erfahrenen Paar- und FamilientherapeutInnen mit jeweils ganz eigenem Stil durchführen ließ.

Die Studie von Elsa Jones und Eia Asen

Ausgangspunkt dieser Studie[34] waren Forschungsergebnisse zu »High Expressed Emotion«, wie sie bereits weiter oben beschrieben wurden. Die Idee war, durch Paartherapie Kritik, Feindseligkeit und Überfürsorglichkeit zu reduzieren, die ja nachweislich zu erhöhter Rückfallgefahr in die Depression führen. Ein per Zufall bestimmtes Drittel der teilnehmenden Paare sollte durch verhaltenstherapeutische Methoden dabei unterstützt werden, ihre Kommunikation zu verändern. Eine zweite zufällig bestimmte Untergruppe sollte systemische Paartherapie bekommen, eine dritte Untergruppe eine medikamentöse Behandlung der Depression des erkrankten Partners sowie Paarsitzungen zum Zwecke der Information und Wissensvermittlung (»Psychoedukation«).

Da es für viele hilfesuchende Paare nicht akzeptabel ist, per Zufall einer bestimmten Behandlung zugeordnet zu werden, findet in solchen Studien bereits beim Entschluss, an der Studie teilzunehmen, eine gewisse Selbstselektion statt – so auch hier. Wie die Ergebnisse einer ersten diagnostischen Phase dieser Studie zeigten, handelte es sich bei den teilnehmenden Paaren meist um solche, die von einer relativ schweren und/oder schon lang andauernden Depression eines Partners betroffen waren. Es waren von vielen Paaren zuvor schon andere Therapien versucht worden, mit geringem Erfolg.

Im Studienverlauf musste bereits in einem frühen Stadium der Plan geändert werden, drei Untergruppen zu bilden, denn acht von elf Paaren, die mit Verhaltenstherapie behandelt wurden, brachen die Therapie ab. Die Gründe lagen kurz gesagt vermutlich darin, dass die Paare sich nicht ausreichend individuell behandelt fühlten. Die Studie wurde also mit nur zwei Untergruppen fortgesetzt. Insgesamt 88 Paare beendeten die systemische Paartherapie bzw. die medikamentöse Behandlung mit den psychoedukativen Paargesprächen regulär und wie geplant nach maximal neun Monaten oder 20 Sitzungen (systemische Paartherapie) bzw. einem Jahr (medikamentöse Therapie plus Psychoedukation). Wenn ein Paar in systemischer Paartherapie war, bekam der depressive Partner keine Medikamente, und umgekehrt. Die Behandlungsformen wurden also strikt getrennt eingesetzt. Nach Ende der Behandlungsphase fand keinerlei Therapie statt; maximal zwei Sitzungen waren »erlaubt«, bis 12 bis 15 Monate nach Therapieende die Nachuntersuchung stattfand.

In der Gruppe mit medikamentöser Behandlung brachen 58,6 Prozent der Patientinnen und Patienten die Behandlung ab, in der Paartherapiegruppe nur 15 Prozent.

Die wichtigsten Ergebnisse der Studie sind (wobei nur die Daten der Paare zugrunde liegen, die die Studie wie geplant beendet haben): Sowohl Medikamente als auch Paartherapie senken das Ausmaß an Depressivität deutlich, wie anhand eines Fragebogens gemessen werden konnte. Der Effekt ist bei Paartherapie jedoch wesentlich größer als bei Medikation. In beiden Gruppen ist der Effekt auch nach einem weiteren Jahr ohne Therapie noch vorhanden, in der Paartherapiegruppe nimmt die Depressivität sogar noch weiter ab.

Ein interessantes Detail möchte ich noch erwähnen: Die Paartherapie senkte die durchschnittliche Zahl der feindseligen Kommentare der »gesunden« Partner deutlich, nicht jedoch ihre kritischen Äußerungen. Bei den kritischen Äußerungen konnte aber auch keine Korrelation mit der Depressivität festgestellt werden. Die Schlussfolgerung liegt nahe, dass Kritik nicht so sehr wie erwartet schadet, Feindseligkeit hingegen schon. Paartherapie scheint so zu wirken, dass schwierige Verhaltensweisen des depressiven Partners durchaus angesprochen werden können, dass aber die (ungünstige) feindselige Haltung dem depressiven Partner gegenüber in der Therapie verändert werden konnte.

Wie sah denn nun die Paartherapie aus, die so gut wirkte? Das Forschungsvorhaben erforderte von den beiden erfahrenen PaartherapeutInnen, genau zu sagen, wie sie therapeutisch vorgegangen waren:

- Sie hatten eine unparteiische Haltung eingenommen;
- sie hatten die Definition des Problems von beiden Partnern erfragt;
- sie hatten das Problem im Kontext des Netzwerks der wichtigsten Beziehungen erfragt;
- sie hatten Verbindungen des aktuellen Beziehungsmusters zu generationenübergreifenden Mustern in der Vergangenheit hergestellt;
- sie hatten zu verstehen versucht, welche Lösungen das Paar schon ausprobiert hatte und wie es bisher mit Rückschlägen umgegangen war;
- sie hatten das Paar ermuntert, die Rolle von Beobachtern einzunehmen und ihr Beziehungsmuster »von außen« anzuschauen;
- sie hatten dazu ermuntert, Ziele für Veränderung zu erkunden;
- sie hatten dazu verholfen, Verhaltens- und Glaubensmuster zu hinterfragen, die unerwünschte Gefühle und Handlungen immer wieder verstärken und aufrechterhalten;
- sie hatten zunehmend auf Stärken und Ressourcen geachtet;
- sie hatten die Verantwortung und die Initiative für Veränderungen zunehmend der Klientin und dem Klienten überlassen;
- sie hatten Rückfälle antizipiert und vorbeugende Maßnahmen besprochen.

Dabei waren die Therapeutin und der Therapeut aber nicht nach einem Manual mit festgelegten Elementen und einer starren Reihenfolge vorgegangen, sondern hatten flexibel auf die Bedürfnisse der Partner reagiert. Auch bezüglich Setting waren sie flexibel gewesen: In der mittleren Therapiephase hatten sie bei Bedarf die Partner auch einzeln gesehen oder weitere Familienmitglieder einbezogen.

Bei etwa einem Viertel bis einem Drittel der Paare in Paartherapie kam es zur Trennung. In diesen Fällen war meist häusliche Gewalt im Spiel. Bei einem weiteren Drittel war Gewalt ein Thema, konnte aber in der Therapie so erfolgreich behandelt werden, dass diese Paare zusammenblieben.

Die Bedeutung der Paartherapie für den Heilungsprozess

Die Studien haben also gezeigt, dass bei Depressionen unbedingt an eine Paartherapie gedacht werden muss. Anfangs ist der Gedanke an eine gemeinsame Therapie vielleicht noch fremd; der gesunde Partner, die gesunde Partnerin würde es vielleicht lieber sehen, wenn er oder sie den depressiven Partner und alle damit verbundenen Probleme zur Therapie schicken könnte und die Gewissheit hätte, damit alles Nötige getan zu haben. Man muss es ja auch nicht gleich »Paartherapie« nennen. Am Anfang ist es sicher erst einmal eine Bestandsaufnahme, dann vielleicht eine Beratung, erst später eventuell eine gemeinsame Therapie, in der es um eine Änderung der Beziehungsmuster geht.

Sehr bedauernswert ist, dass in den aktuellen Leitlinien zur Depressionsbehandlung[35], die die medizinischen Fachgesellschaften herausgeben, die Partnerschaft immer noch relativ wenig Berücksichtigung findet. Nur die Information der Angehörigen wird dringend empfohlen. Mit wesentlich geringerem Stellenwert wird die kognitiv-behaviorale Paartherapie, am Rande noch die interpersonelle Therapie (mit oder ohne Einbezug des Partners, der Partnerin) erwähnt. Dass die verschiedenen anderen Paartherapien in der Leitlinie nicht vorkommen, ist dadurch zu erklären, dass sie nicht durch genauso viele Studien in ihrer Wirksamkeit belegt wurden wie die kognitiv-behaviorale Paartherapie. Die Konzentration der Leitlinien auf die individuelle Behandlung der Depression ist aber sicher auch darin begründet, dass nicht jede Psychiaterin und jeder Psychotherapeut Paartherapien durchführen kann. Aber in jeder individuellen psychiatrischen und psychotherapeutischen Behandlung sollte frühzeitig daran gedacht werden, die depressive Person und ihren Partner, ihre Partnerin ggf. auch an eine Fachperson weiterzuüberweisen, die paartherapeutisch arbeitet. Wenn der Arzt oder die Therapeutin Ihres Partners, Ihrer Partnerin nicht selbst daran denkt, sprechen Sie das Thema einer Paarberatung oder Paartherapie von sich aus an.

Stress in der Partnerschaft und Depression

In den vorangegangenen Abschnitten ging es um den Einfluss der Partnerschaft auf das psychische Befinden und – umgekehrt – um den Einfluss von psychischen Störungen auf die Partnerschaft. Außerdem war Thema, was die Forschung über die Wirkung von Paartherapien auf psychische Störungen weiß. In all den aufgeführten Studien ging es sehr direkt darum, die psychische Störung zu erfassen und sie entweder als Ursache oder als Wirkung von Partnerschaftsproblemen zu beschreiben.

Nun gibt es aber auch Forschergruppen, die sich um eine weitere Aufschlüsselung des Geschehens bemühen und Stress als einen Faktor untersuchen, der vieles von dem erklären kann, was auf dem Weg in eine Depression und/oder eine Beziehungskrise geschieht. Im deutschsprachigen Raum sind es vor allem die Psychologieprofessoren Guy Bodenmann in Zürich und Kurt Hahlweg in Braunschweig, die viele Studien zur Rolle von Stress in der Entwicklung von Beziehungskrisen durchgeführt und Präventionsprogramme für Paare[36] entwickelt haben, die ihre Wirkung über die gemeinsame Bewältigung von Stress entfalten. Ihre Überlegungen sind so wichtig für das Thema dieses Buches, dass sie hier systematisch und ausführlich dargestellt und in den Zusammenhang »Stress in der Partnerschaft und Depression« gestellt werden sollen.

»Stress« ist ein schillernder Begriff, der auf tausenderlei Arten gebraucht wird. Ich möchte hier folgende Definition verwenden: *Stress entsteht dann, wenn sich eine Person inneren und äußeren Anforderungen ausgesetzt sieht, die die eigenen Bewältigungsmöglichkeiten übersteigen.*

Äußere Anforderungen, die Stress auslösen, gibt es genug. Sie werden in drei Hauptgruppen eingeteilt.

- *Kritische Lebensereignisse:* Das sind Ereignisse, die normalerweise nicht vorhersehbar sind und die den Lebensalltag gravierend verändern. Neben Todesfällen, Krankheiten oder Kündigung des Arbeitsplatzes zählen aber auch Ereignisse dazu, die eigentlich positiv erlebt werden, wie z. B. Heirat, die Geburt eines Kindes oder eine Beförderung im Beruf.
- *Entwicklungsaufgaben:* Sie sind vorhersehbar und treten in jedem Lebenslauf auf. Deshalb werden sie von manchen Autorinnen und Autoren auch als »normative Krisen« bezeichnet. Zu ihnen gehören etwa die Pubertät, der Auszug aus dem Elternhaus, die Berufsfindung, Karriereschritte, der Auszug der Kinder, die Menopause, Funktionsverluste des Körpers, die Pensionierung usw.

- *Tägliche Widrigkeiten:* Damit sind kleine, häufige, unvorhersehbare, eigentlich unbedeutend erscheinende Ereignisse gemeint, die einem aber das Leben schwer machen, etwa wenn man im Supermarkt lange an der Kasse anstehen muss, dadurch den Bus verpasst, sich Sorgen um die Kinder macht, die nun zu Hause vor verschlossener Tür stehen, und dann klingelt auch noch das Handy und man bekommt mitgeteilt, dass man am nächsten Tag wegen eines Personalengpasses früher zur Arbeit kommen soll …

Nun ist aber Stress nicht nur ein Ergebnis dieser äußeren Anforderungen, sondern eine höchst subjektive Angelegenheit. Sehr viel hängt davon ab, wie die betreffende Person eine Situation einschätzt und bewertet und wie hoch die Erwartungen an sich selbst sind. Eine äußere Anforderung, z. B. bei der Arbeit mehrere Aufgaben innerhalb kurzer Zeit zu erledigen, wird erst dann wirklich zu Stress, wenn man folgende eigene *Erwartungen an sich selbst* hat:[37]

- »Ich muss beweisen, dass ich das gut mache.«
- »Ich muss das besser als andere können.«
- »Ich muss zeigen, dass ich der oder die Beste bin.«
- »Alle müssen mich toll finden und mögen.«
- »Ich darf mich nicht blamieren.«
- »Was denken die anderen von mir, wenn ich das nicht schaffe?«
- »Man darf sich keine Blößen geben.«

Solche Sätze erinnern an die Art, wie auch depressive Menschen über sich selbst sprechen: in einer absoluten (»Man darf nicht …«) und generalisierten (»Alle müssen …«) Form. Doch derart hohe, absolute und allgemeine Erwartungen können gar nicht erfüllt werden. Um Stress abzubauen, wäre es wichtig, zu *konkretisieren* und zu *relativieren*; hierbei können Sie als Partnerin oder Partner helfen. Sie könnten diesen oben aufgeführten Sätzen entgegenhalten:[38]

- »Du gibst doch dein Bestes. So wie du es machst, ist es sicher gut genug.«
- »Fehler kommen vor, auch bei anderen. Niemand macht immer alles richtig. Lass dich nicht täuschen von Leuten, die das von sich behaupten.«
- »Du hast eben außer deinen Stärken auch ein paar Schwächen. Dazu kannst du ruhig stehen.«

- »Man muss nicht von jedem gemocht werden, und du kannst es auch nie allen recht machen. Wie langweilig wäre es, wenn man bei allen beliebt wäre.«
- »Hauptsache, du versuchst es. Wenn es nicht klappt, dann ist es eben so. Das finde ich keine Blamage.«
- »Du kannst dafür andere Dinge gut. Deine Begabungen können eben nicht überall gleich gut zum Zuge kommen.«
- »Niemand kann alles wissen. Mir ist es viel sympathischer, wenn jemand nicht perfekt ist.«

Stress wirkt nur dann schädlich auf die körperliche und psychische Gesundheit, wenn er zu heftig ist und zu lange anhält. Um sich vom Stress immer wieder zu erholen und Dauerstress vorzubeugen, sollten Sie *stressfreie Zeiten* und *Genuss-Oasen* sowohl in Ihr eigenes individuelles Leben als auch in Ihr Leben als Paar einbauen. Je größer Ihr Repertoire in dieser Hinsicht ist, desto besser können Sie darauf zurückgreifen, wenn Sie und Ihr Partner, Ihre Partnerin dann wirklich einmal stark gestresst sind. Wenn Sie z. B. eine gemeinsame tägliche halbe Teestunde in Ihren Alltag eingebaut haben, werden Sie es leichter haben, diese auch in stürmischen und stressigen Zeiten einzuhalten; oder wenn der Samstagnachmittag-Spaziergang für beide schon zu einer geliebten Gewohnheit geworden ist, wird er sicher auch in größter Zeitnot auf dem Programm stehen bleiben.

Wenn Ihre Partnerin oder Ihr Partner unter Stress steht, ist Ihre *emotionale Unterstützung* sehr wichtig. Hören Sie interessiert und verständnisvoll zu. Helfen Sie, die Situation neu zu bewerten und nicht mehr so schwarzzusehen. Helfen Sie bei der Beruhigung. Zeigen Sie sich solidarisch, indem Sie etwa sagen: »Das würde mir auch zu schaffen machen.« Bestärken Sie Ihren Partner, Ihre Partnerin und zeigen Sie, dass Sie an ihn/sie glauben. Machen Sie Mut. Nehmen Sie ihn/sie in den Arm. Laden Sie zu einem entspannenden Bad oder zu einer Massage ein. Schlagen Sie eine stressreduzierende Aktivität (siehe vorherigen Absatz) vor, respektieren Sie aber auch Ruhebedürfnisse.

Nicht hilfreich wäre es, wenn Sie auf die Stress-Schilderung Ihres Partners, Ihrer Partnerin mit Kritik reagieren und so etwas sagen wie: »Musst du denn auch immer wieder den gleichen Fehler machen? Du solltest dich endlich mal gegen deinen Chef abgrenzen lernen.« Oder wenn Sie versuchen, Ihren eigenen Stress dagegenzuhalten und damit sogar den Stress Ihrer Partnerin zu toppen.

Auf längere Sicht wird es aber sicher darum gehen, dass Sie den Stress gemeinsam bewältigen und die dahinterstehenden *Probleme lösen*. Paare unterscheiden sich stark, wie gut sie darin sind. Die Paare, die gute gemeinsame Problemlöser sind, haben die besten Chancen, auch auf Dauer zusammenzubleiben, während die schlechten Problemlöser sehr viel trennungs- und scheidungsgefährdeter sind. Zu einer guten Problemlösungskompetenz gehört ganz entscheidend, dass die Kommunikation würdig und fair bleibt. Leider passiert es oft, dass Paare unter Stress nicht mehr gut kommunizieren und dass Entwertungen, Feindseligkeiten, Nörgeleien und Mauern häufiger werden (vgl. die »apokalyptischen Reiter« im Abschnitt »Mauern und Streiten«, S. 121f.).

Guy Bodenmann gibt in seinem Buch *Stress und Partnerschaft*[39] viele nützliche Hinweise für Paare und bietet Arbeitsmaterialien an, um Kommunikation, Stressbewältigung und Problemlösung zu verbessern. Erwiesenermaßen sind diese Fertigkeiten vorbeugend wirksam gegen Beziehungsprobleme; eine Depression werden sie aber sicher nur in einem Teil der Fälle verhindern können. Zu vielfältig sind die Ursachen und Entstehungsgeschichten von Depressionen. Aber auch wenn die Vorbeugung versagt hat und es bereits um Therapie der Depression geht: Die genannten Fertigkeiten sind auch jetzt noch nützlich und brauchbar!

Die in diesem Abschnitt wiedergegebenen Tipps und Ratschläge sind gute Beispiele dafür, wie aus Forschungsergebnissen Präventionsprogramme und Therapiebausteine entstehen. Jedem Paar wird einleuchten, dass die Fähigkeit zu wertschätzender Kommunikation und zu gemeinsamer Problemlösung stressreduzierund und antidepressiv wirkt. Es ist nie zu früh, aber auch selten zu spät, damit zu beginnen, diese Fertigkeiten zu erlernen bzw. zu verbessern. Ob mit oder ohne professionelle Hilfe, bleibt Ihnen überlassen (wenn bei keinem der Partner eine Depression vorliegt); wenn eine Depression im Spiel ist, wird die Hilfe eines Beraters oder einer Therapeutin nötig sein.

Die 10 wichtigsten Tipps für Paare, die von Depression betroffen sind

Zum Schluss möchte ich die wichtigsten Punkte als »Tipps« nochmals auflisten. Sie mögen Sie in schwierigen Zeiten daran erinnern, auf was Sie sich besinnen können, um den Kopf wieder über Wasser zu bekommen.

1. *Unterscheiden Sie:* Die Depression gehört für eine Zeit lang zu Ihrem Partner, Ihrer Partnerin – nicht zu Ihnen.
2. *Achten Sie auf sich:* Lenken Sie Ihre Aufmerksamkeit oft genug weg von der Depression, hin zu den kleinen, schönen Dingen des Alltags.
3. *Bleiben Sie aktiv (I):* Behalten Sie alles bei, was Ihnen Freude macht, was guttut und Sie weiterbringt.
4. *Bleiben Sie aktiv (II):* Laden Sie Ihren depressiven Partner zu gemeinsamen Aktivitäten ein; wenn er ablehnt, gehen Sie alleine los.
5. *Sprechen Sie von sich:* Sagen Sie Ihrer Partnerin, was Sie brauchen und sich wünschen – wann immer möglich ohne Vorwürfe und Ärger.
6. *Sprechen Sie mit Ihren Kindern:* Informieren Sie offen, sprechen Sie Gefühle an.
7. *Sprechen Sie mit anderen Betroffenen:* Depressionen sind so häufig, dass Sie damit nicht alleine bleiben müssen.
8. *Holen Sie Hilfe:* Depressionen sind behandelbar.
9. *Arbeiten Sie zusammen:* Sagen Sie dem Psychiater oder der Psychotherapeutin, dass Sie einbezogen werden wollen, und unterstützen Sie die Therapie.
10. *Üben Sie sich in Geduld:* Lassen Sie sich und Ihrem Partner, Ihrer Partnerin Zeit.

Anhang

Anmerkungen

1 Vgl. Hell (1992), S. 127ff.
2 Vgl. Hautzinger (2003), S. 132f.
3 Vgl. Kuttner (2009), S. 69f.
4 Naef (2003).
5 Vgl. Baird (2010).
6 Vgl. Kast (2010/2018).
7 Für Deutschland sind Daten aus den verschiedenen Erhebungen in der Gesundheitsberichterstattung des Bundes zu finden, für die Schweiz beim Bundesamt für Statistik.
8 Vgl. Wittchen et al. (2010); www.gbe-bund.de.
9 Zusammenfassung für die psychischen Störungen: Schuler et al. (2007), S. 26ff.; im Internet einsehbar unter: https://www.bfs.admin.ch/bfs/de/home/statistiken/kataloge-datenbanken/medienmitteilungen.assetdetail.30479.html.
10 Vgl. www.postnatale-depression.ch
11 Vgl. de Jong-Meyer et al. (2007), S. 36.
12 Benzodiazepine erkennen Sie daran, dass der Wirkstoffname (außer bei Tranxilium®, Librium® und Radepur®) mit »-epam« oder »-olam« aufhört. Beispiel: Valium® enthält den Wirkstoff Diazepam.
13 Vgl. Antonovsky (1997).
14 Görlitz (2010/2015).
15 Mosch (2010/2014).
16 Vgl. Boss (2008).
17 Vgl. Hooley & Teasdale (1989).
18 Vgl. Gottman (2007).
19 Vgl. ebd.
20 Ebd., S. 52.
21 Biermann & Schäfer (2011).
22 Vgl. www.paarlife.ch.
23 Vgl. Hahlweg (2003).
24 Vgl. Beelmann (1994); Klein-Allermann & Schaller (1992).
25 Vgl. Beelmann (1994).
26 Vgl. Kelly & Conley (1987).
27 Vgl. Watson et al. (2000), zitiert in: Neyer (2003), S. 182.
28 Satow (2011).
29 Vgl. Hautzinger et al. (1982).
30 Vgl. Joraschky & Petrowski (2002).
31 Vgl. Frommer et al. (1994), zitiert in: ebd., S. 335.
32 Vgl. z. B. Janssen et al. (2009).
33 Vgl. Gurman et al. (2008/2015).
34 Jones & Asen (2002).
35 NICE (2022): Depression in adults. Treatment and management. https://www.nice.org.uk/guidance/ng222/chapter/Recommendations. Zugriff am 19.11.2024; DGPPN, BÄK, KBV & AWMF (2015).
36 Vgl. Bodenmann (2006).
37 Vgl. ebd., S. 72.

38 Vgl. ebd., hier, was Sie zu Ihrem Partner, Ihrer Partnerin sagen könnten.
39 Bodenmann (2006).

Literatur

Antonovsky, A. (1997): Salutogenese. Zur Entmystifizierung der Gesundheit. Erweiterte deutsche Ausgabe von Alexa Franke. dgvt-Verlag, Tübingen.

Asen, E. (2013): Was bedeutet Depression aus systemischer Sicht? In: Psychotherapie im Dialog 3-2013, S. 30–33.

Baird, J. (2010): Queen and Working Mother. In: Newsweek, 14.1.2010. Im Internet einsehbar unter https://juliabaird.me/queen-and-working-mother/ [Zugriff 13.12.2018].

Beelmann, W. (1994): Stressbelastung und Bewältigungsreaktionen bei der Auseinandersetzung mit einer Trennung vom Ehepartner – Eine empirische Langzeitstudie. Roderer, Regensburg.

Biermann, A. & Schäfer, R. (2011): Rote Karte Depression. Das Ende einer Karriere im Profifußball. Gütersloher Verlagshaus, Gütersloh.

Bischkopf, J. (2009/2015): So nah und doch so fern. Mit depressiv erkrankten Menschen leben. 3., vollständig überarb. Aufl. Psychiatrie-Verlag, Köln.

Bodenmann, G. (2006): Stress und Partnerschaft. Gemeinsam den Alltag bewältigen. 4. Aufl. Huber, Bern.

Bodenmann, G. (2009): Depression und Partnerschaft. Hintergründe und Hilfen. Huber, Bern.

Bodenmann, G. & Kessler, M. (2011): Präventionsprogramme für Paare – Methoden und Wirksamkeit. In: Familiendynamik 36, S. 346–355.

Borst, U. & Hepp, U. (2012): Die Leiden der Angehörigen – Suizidalität und Suizid in der systemischen Therapie. In: Psychotherapie im Dialog 13, S. 36–40.

Boss, P. (2008): Verlust, Trauma und Resilienz. Die therapeutische Arbeit mit dem „uneindeutigen Verlust“. Klett-Cotta, Stuttgart.

DGPPN, BÄK, KBV & AWMF (2015): S3-Leitlinie/Nationale Versorgungs-Leitlinie (NVL) Unipolare Depression, Langfassung. 2. Auflage, Version 5, AWMF-Register-Nr. nvl-005 Ergänzungen.

Epstein Rosen, L. & Amador, X. F. (2002): Wenn der Mensch, den du liebst, depressiv ist. Wie man Angehörigen oder Freunden hilft. Rowohlt, Reinbek bei Hamburg.

Görlitz, G. (2010/2015): Selbsthilfe bei Depressionen. 5., durchgesehene Aufl. Klett-Cotta, Stuttgart.

Gottman, J. M. (2007/2014): Die 7 Geheimnisse der glücklichen Ehe. 6. Aufl. Ullstein, Berlin.

Grau, I. & Bierhoff, H.-W. (Hrsg.) (2003/2012): Sozialpsychologie der Partnerschaft. Nachdruck der 1. Aufl. 2003. Springer, Berlin u. a.

Gurman, A. S., Lebow, J. L. & Snyder, D. K. (Hrsg.) (2008/2015): Clinical Handbook of Couple Therapy. 5. Aufl. Guilford, New York.

Hahlweg, K. (2003): Beziehungs- und Interaktionsstörungen. In: Reinecker, H. (Hrsg.): Lehrbuch der Klinischen Psychologie und Psychotherapie. 4., vollständig neubearb. Aufl. Hogrefe, Göttingen, S. 429–453.

Hahlweg, K. & Baucom, D. H. (2008): Partnerschaft und psychische Störung. Hogrefe, Göttingen.

Hautzinger, M. (2003/2013): Kognitive Verhaltenstherapie bei Depressionen. 7. Aufl. Beltz, Weinheim.

Hautzinger, M., Hoffmann, N. & Linden, M. (1982): Interaktionsanalysen depressiver und nichtdepressiver Patienten und ihrer Sozialpartner. In: Zeitschrift für Experimentelle und Angewandte Psychologie 29.2, S. 246–263.

Hegerl, U. & Niescken, S. (2008/2013): Depressionen bewältigen. Lebensfreude wiederfinden. 3. Aufl. Trias, Stuttgart.

Hell, D. (1992/2006): Welchen Sinn macht Depression? Ein integrativer Ansatz. 6. Aufl. Rowohlt, Reinbek bei Hamburg.

Hill, J. (2009): Depression im Erwachsenenalter aus entwicklungspsychologischer Sicht. In: Psyche – Z Psychoanal 64, S. 917–933.

Holz, E. & Michael, T. (2013): Sport und Bewegung bei Depression. In: Psychotherapie im Dialog, 3-2013, S. 61–63.

Hooley, J. M. & Teasdale, J. D. (1989): Predictors of relapse in unipolar depressives: Expressed emotion, marital distress, and perceived criticism. In: Journal of Abnormal Psychology 98.3, S. 229–235.

Institut für Qualität und Wirtschaftlichkeit im Gesundheitswesen (IQWiG) (2017): Systemische Therapie bei Erwachsenen als Psychotherapieverfahren. Abschlussbericht. Verfügbar unter https://www.iqwig.de/download/N14-02_Abschlussbericht_Systemische-Therapie-bei-Erwachsenen_V1-0.pdf [Zugriff 13.12.2018].

Janssen, P. L., Joraschky, P. & Tress, W. (Hrsg.) (2009): Leitfaden Psychosomatische Medizin und Psychotherapie. Orientiert an den Weiterbildungsrichtlinien der Bundesärztekammer. 2., überarb. u. erw. Aufl. Deutscher Ärzte-Verlag, Köln.

Jones, E. & Asen, E. (2002): Wenn Paare leiden – Wege aus der Depressionsfalle. Therapeutische Forschung und Praxis. Borgmann, Dortmund.

Joraschky, P. & Petrowski, K. (2002): Angst und Depression. In: Wirsching, M. & Scheib, P. (Hrsg.): Paar- und Familientherapie. Mit 23 Tabellen. Springer, Berlin u. a., S. 325–338.

Kast, V. (2010/2018): Trauern. Phasen und Chancen des psychischen Prozesses. 4. Aufl. Kreuz, Stuttgart.

Kelly, E. L. & Conley, J. J. (1987): Personality and compatibility: A prospective analysis of marital stability and marital satisfaction. In: Journal of Personality and Social Psychology 52, S. 27–40.

Kuttner, S. (2009/2010): Mängelexemplar. 11. Aufl. S. Fischer, Frankfurt am Main.

Lenz, A. (2012): Psychisch kranke Eltern und ihre Kinder. Psychiatrie-Verlag, Köln.

Lochmann, E. & Hoyer, J. (2013): Verhaltensaktivierung bei Depression. In: Psychotherapie im Dialog, 3-2013, S. 57–60.

Mosch, E. von (2010/2014): Mamas Monster. 6. Aufl. Psychiatrie-Verlag, Köln.

Naef, A. (2003): Nachtgängers Logik. Journal einer Odyssee. Mit einem Nachwort von Adolf Muschg. Suhrkamp, Frankfurt am Main.

Neyer, F. J. (2003): Persönlichkeit und Partnerschaft. In: Grau, I. & Bierhoff, H.-W. (Hrsg.): Sozialpsychologie der Partnerschaft. Springer, Berlin u. a., S. 165–189.

NICE (2022): Depression in adults. Treatment and management. https://www.nice.org.uk/guidance/ng222/chapter/Recommendations. Zugriff am 19.11.2024.

Pretis, M. & Dimova, M. (2004/2016): Frühförderung mit Kindern psychisch kranker Eltern. 3., überarb. Aufl. Ernst Reinhardt, München.

Reiter, L. (1997): Zur Rolle der Angehörigen in der Therapie depressiver Patienten. In: Reiter, L., Brunner, E. J. & Reiter-Theil, S. (Hrsg.): Von der Familientherapie zur systemischen Perspektive. 2., vollst. überarb. Aufl. Springer, Berlin u. a., S. 105–120.

Rottenberg, J. (2014): The Depths. The Evolutionary Origins of the Depression Epidemic. New York, Basic Books.

Satow, L. (2011): Psychomeda Big-Five-Persönlichkeitstest (B5T): Skalendokumentation und Normen. Forschungsbericht erhältlich unter https://www.psychomeda.de/online-tests/persoenlichkeitstest.html [Zugriff: 13.12.2018].

Schneider, F. & Nesseler, T. (2011): Depressionen im Alter. Die verkannte Volkskrankheit. Herbig, München.

Schuler, D., Rüesch, P. & Weiss, C. (2007): Psychische Gesundheit in der Schweiz. Monitoring. Bundesamt für Statistik, Neuchatel. Im Internet einsehbar unter: https://www.bfs.admin.ch/bfs/de/home/statistiken/kataloge-datenbanken/medienmitteilungen.assetdetail.30479.html [Zugriff: 13.12.2018].

Schuler, D., Tuch, A., Buscher, N. & Camenzind, P. (2018): Psychische Gesundheit in der Schweiz. Monitoring 2016. Bundesamt für Statistik, Neuchatel.

Seikkula, J., Aaltonen, J., Kalla, O. et al. (2013): Couple therapy for depression in a naturalistic setting in finland: a 2-year randomized trial. In: J Fam Ther, 35(3), S. 281–302.

Whisman, M. A. & Beach, S. R. H. (2015): Couple Therapy and Depression. In: Gurman, A. S., Lebow, J. L. & Snyder, D. K. (Hrsg.): Clinical Handbook of Couple Therapy. 5. Aufl. Guilford, New York, S. 585–605.

Wirsching, M. & Peter Scheib (Hrsg.) (2002): Paar- und Familientherapie. Mit 23 Tabellen. Springer, Berlin u. a.

Wittchen, H.-U., Jacobi, F., Klose, M. & Ryl, L. (2010): Depressive Erkrankungen. In: Gesundheitsberichterstattung des Bundes, Heft 51. Robert Koch-Institut, Berlin.

Links

Das Informationssystem der Gesundheitsberichterstattung des Bundes
http://www.gbe-bund.de

paarlife. Was Paare stark macht
Angebot der Universität Zürich zur Beziehungspflege
https://www.paarlife.ch

Verein Postnatale Depression, Schweiz
http://www.postnatale-depression.ch